Zwischen allen Stühlen

D1934809

Pia-Maria Lürssen
Christiane Ruscheweih

Zwischen allen Stühlen

Leben mit Multipler Sklerose

Mabuse-Verlag
Frankfurt am Main

Bibliografische Information der Deutschen Bibliothek
Die Deutsche Bibliothek verzeichnet diese Publikation in der Deutschen Nationalbibliografie; detaillierte bibliografische Angaben sind im Internet abrufbar über http://dnb.ddb.de.

2. Auflage 2005
© 2001 Mabuse-Verlag GmbH
Kasseler Str. 1a
60486 Frankfurt am Main
Tel.: 069 / 70 79 96 .13 /.14
Fax: 069 / 70 41 52
E-Mail: info@mabuse-verlag.de
www.mabuse-verlag.de

Umschlaggestaltung: Jan Jakob Hofmann
Lektorat: Gottfried Oy
Satz: bloch Verlag, Frankfurt am Main
Druck: FVA, Fuldaer Verlagsagentur GmbH
ISBN: 3-933050-77-4
Printed in Germany
Alle Rechte vorbehalten

Inhalt

Geleitwort

Die Multiple Sklerose ist eine der häufigsten neurologischen Erkrankungen, die bevorzugt bei Frauen in einem Lebensalter auftritt, in denen partnerschaftliche Beziehungen entstehen oder Familiengründungen stattgefunden haben oder geplant werden.

In diesem Alter mit der Diagnose einer Multiplen Sklerose konfrontiert zu werden, stellt stets eine erhebliche Belastung dar, zumal nach dem heutigen Stand der Wissenschaft eine endgültige Heilung, selbst bei Einsatz modernster Medikamente, nicht zu erwarten ist. Daher wurde früher die Diagnose den Betroffenen oft nicht zu Beginn der Erkrankung mitgeteilt, zumal wenn die Diagnose noch nicht gesichert war. Andererseits kann es fatale Folgen haben, wenn die Diagnose nach Feststellung des Krankheitsbildes nicht dem Betroffenen mitgeteilt wird und diese im Ungewissen gelassen werden. In den letzten Jahren wird erfreulicherweise zunehmend eine umfassende Information der Betroffenen über ihr Krankheitsbild durchgeführt, wobei präzise prognostische Aussagen im Einzelfall leider immer noch nicht möglich sind.

Viele wissenschaftliche Untersuchungen befassen sich gerade in den letzten Jahren mit den verfeinerten diagnostischen Methoden und mit den modernen Therapiestrategien unter Einschluss von Betainterferonen und anderen Medikamenten, die prophylaktisch gegeben werden und den Krankheitsverlauf in den meisten Fällen günstig beeinflussen.

Aus dem Gesamt-Therapiekonzept nicht mehr wegzudenken sind die Aktivitäten entsprechender Selbsthilfegruppen, vor allem der Deutschen-Multiplen-Sklerose-Gesellschaft (DMSG). Durch gemeinsame Aktivitäten, jedoch auch durch Informationsvermittlung wird den Betroffenen geholfen. Im Rahmen einer gemeinsamen Behandlungsplanung wird auch ärztlicherseits zunehmend das Gespräch mit gut informierten Betroffenen geschätzt.

Besonders verdienstvoll ist es, wenn uns Betroffene aus ihrer Sicht etwas über ihre Empfindungen und eigenen Beobachtungen berichten. Das Hineinversetzen in die Situation eines Betroffenen fällt Außenstehenden oft schwer und daher begrüße ich sehr das Erscheinen dieses Buches. Es sollte dazu dienen, die Sicht von Betroffenen nicht nur anderen Behinderten, sondern auch gesunden Menschen, insbesondere auch Freunden und Angehörigen bewusst zu machen.

Ich wünsche diesem Buch eine weite Verbreitung.

Bochum im Juli 2001

Prof. Dr. med. Walter Gehlen
Direktor der Neurologischen Klinik des Knappschafts-Krankenhauses Bochum, Klinikum der Ruhr-Universität, Vorsitzender des medizinischen Beirats der Deutschen Multiplen Sklerose Gesellschaft, Landesverband NRW e.V.

Multiple Sklerose – Krankheit mit tausend Gesichtern

Es passierte während einer stationären Rehabilitation in Bad Wildbad. Eine Mitpatientin, völlig erschüttert über die Aussicht demnächst einen Rollstuhl benutzen zu müssen, heulte in ihr Abendessen. Für uns hat der Rollstuhl seinen Schrecken schon länger verloren – im Gegenteil, damit kommen wir ohne Anstrengung fast überallhin, ausgeruht und sicher.

Auf dem Weg aus dem Speisesaal sagte die eine: »Man müsste ein Buch schreiben«, und die andere antwortete: »Ich bin gerade dabei, wollen wir es zusammen versuchen?« Die eine: Christiane Ruscheweih, 35 Jahre, ledig, angestellte Physiotherapeutin. Die andere: Pia-Maria Lürssen, 54 Jahre, verheiratet, Hausfrau und Mutter; beide seit vielen Jahren MS-Patientinnen.

Wir ärgern uns über das negative Bild der MS in den Medien. Wir können es nicht mehr hören: MS bedeutet an den Rollstuhl gefesselt zu sein. Auch die ganzen anderen Vorurteile wollen wir hiermit versuchen zu entkräften. MS ist weder vererbbar noch ansteckend und schon gar nicht tödlich. MS ist und bleibt die Autoimmunkrankheit mit den tausend Gesichtern, chronisch und unberechenbar, aber man kann damit ganz gut leben und viel dafür tun. Es werden viele verschiedene Möglichkeiten von unterschiedlichen MS-Patienten beschrieben, und jeder sollte und kann hier die für ihn »richtige« Therapie suchen.

1886 wurde MS zum ersten Mal als eigenständige Krankheit von dem französischen Neurologen Charcot erkannt. Er berichtete von einigen Patienten mit skandierender (abgehakter) Sprache, Ataxie (Koordinationsstörungen von Bewegungsabläufen) und schnell wechselnden Augenbewegungen (Nystagmus). Alle seine Patienten waren sichtbar schwer erkrankt. Nach deren Tod fanden sich vernarbte Stellen in Gehirn und Rückenmark. Daher auch der Name: Encephalomyelitis disseminata = Entzündung (-itis), die sich in Gehirn (encephalon) und Rückenmark (myelon) abspielt.

Seit dieser Zeit ist das Wissen über diese Krankheit enorm gewachsen.

Über die Ursache von MS gab und gibt es viele unterschiedliche Theorien: Viren, Bakterien, Umweltgifte oder Umwelteinflüsse und psychische Faktoren werden immer wieder genannt. Sicher ist eine genetische Disposition. MS ist aber nicht erblich, nicht ansteckend und auch nicht tödlich (früher führten Komplikationen wie Nierenversagen verursacht durch mangelhaft behandelte Harnwegsentzündungen zum Tode). Erkrankt bei eineiigen Zwillingen einer an MS, so ist die Wahrscheinlichkeit für den anderen Zwilling, selbstverständlich auch höher an MS zu erkranken als bei zweieiigen Zwillingen. Viel geringer ist das Risiko bei Geschwistern, wenn ein Geschwisterteil an MS erkrankt ist.

MS gehört zu den Autoimmunkrankheiten: Der Körper richtet sich gegen sich selbst. Um das bildhaft zu erklären: Nerven sind von Myelin umgeben, so, wie ein Kabel eine Isolierhülle hat. Dadurch wird der Strom unvermindert weiter geleitet. Stellen Sie sich jetzt vor, dass Mäuse überall die Isolierungen der elektrischen Leitungen anknabbern. Es kommt so an unterschiedlichen Stellen zu Kurzschlüssen. Genauso spielt es sich bei der MS ab, das heißt auch hier können Reize aufgrund der »angeknabberten« Leitungen nicht weitergeleitet werden, da die Erregungsleitung unterbrochen ist. Es kommt zu einer unvollständigen Bewegung, zu einer Verlangsamung oder sogar zur völligen Unterbrechung der Erregungsleitung. Darum ist auch jede MS anders, weil bei jedem MS-Patienten an unterschiedlichen Stellen dieses »Kabel angeknabbert« ist. Es ist auch nicht möglich vorherzusagen wie der Verlauf einer MS bei einem Patienten ist. Es gibt unterschiedliche Verläufe der Erkrankung, die auch kombiniert auftreten können. Bei ca. 30 Prozent der Patienten, vor allem bei weiblichen, kann es anfangs zu völligen oder teilweisen Remissionen (Rückbildung der aufgetretenen Symptome) kommen. Die MS kann schubartig, von Anfang an chronisch progredient (fortschreitend) verlaufen oder intermittierend, das heißt eine schubförmige MS kann in eine progrediente MS übergehen. Auch gibt es Personen, bei denen zu Lebzeiten zwar Symptome auftraten, die Krankheit aber nie ausbrach, daher nie definitiv diagnostiziert wurde, sondern erst nach dem Tode dieser Personen bei einer Obduktion festgestellt wurde. Möglicherweise gibt es nicht nur »die« MS, sondern drei bis fünf Krankheiten, die irrtümlich unter diesem gemeinsamen Nenner zusammengefasst werden, was die sehr verschiedenen Verlaufsformen besser erklären könnte.

Der krankheitsbedingte Verlauf kann auch von verschiedenen Faktoren beeinflusst werden. Dazu gehören Gefahrenzeiten wie z. B.: Infektionen jeder Art (fieberhafte Infekte, Grippe, Harnwegsinfekte); die ersten Jahre nach einer Geburt (unregelmäßiger Tag-Nacht-Rhythmus, wobei die Schwangerschaft selbst meist gut vertragen wird); Krankheiten, die MS-Patienten an das Bett fesseln (Ruhigstellung), ebenso wie kleinere Unfälle, manchmal auch Narkotika. Es gibt kein einheitliches Krankheitsbild der MS, sowohl die Symptome als auch der Krankheitsverlauf sind nicht immer gleich. Daher ist es auch häufig schwierig frühzeitig die richtige Diagnose zu stellen.

Es können sowohl Schübe als auch chronische Verläufe, oder nach einigen Jahren auch kombinierte Verläufe auftreten. Als einen Schub bezeichnet man Symptome, die länger als 24 Stunden andauern.

In den gemäßigteren Zonen nördlich und südlich des Äquators befinden sich die meisten MS-Betroffenen. Nord- und Mitteleuropa, die nördlichen Staaten der USA, Kanada, Neuseeland und Australien mit vorwiegend weißer Bevölkerung haben den höchsten MS-Prozentsatz, während in Japan vergleichsweise nur ein Zehntel Prozent MS-Fälle auftreten. Vollkommen unbekannt ist diese Krankheit bei einigen Völkern wie den Bantus, Inuit und nordamerikanischen Ureinwohnern. Wer aus gemäßigteren Zonen nach dem fünfzehnten Lebensjahr in südliche Länder auswandert, nimmt das MS-Risiko seiner Heimat mit. Wer den umgekehrten Weg nimmt, wird weniger wahrscheinlich MS bekommen. In Deutschland leben nach offiziellen Schätzungen etwa 100.000 bis 120.000 MS-Kranke, wobei die Zahl durch die modernen Diagnoseverfahren mittlerweile höher liegen könnte. Frauen sind häufiger von MS betroffen als Männer (60:40). Die meisten Neuerkrankungen werden zwischen dem zwanzigsten und dreißigsten Lebensjahr festgestellt, aber auch Kinder unter zehn Jahren und gestandene Großmütter über sechzig können an MS erkranken.

Oft gehören zu den Anfangssymptomen kurzfristig auftretende Augenprobleme wie Sehstörungen oder Doppelbilder, Muskelschwäche und Sensibilitätsstörungen der Extremitäten, aber auch Harn- und Darmstörungen. Ein häufig auftretendes Symptom ist auch die Ermüdbarkeit (fatigue-Syndrom) mit erhöhtem Schlafbedürfnis wie auch eine tageszeitliche Müdigkeit infolge von Überanstrengungen. Diese Ermüdbarkeit kann ebenso wie erhöhte Anstrengung oder Temperaturempfindlichkeit Auswirkungen auf das Sehvermögen haben.

»Ja, ich habe Multiple Sklerose.«

Christiane und Pia: ein Briefwechsel

Juni 1998

Hallo Pia,
Du fragtest mich hier im Quellenhof in Bad Wildbad nach Ausbruch und Verlauf meiner MS. Ich versuche zwischen all den Therapien Zeit zu finden, dir meinen MS-Lebenslauf aufzuschreiben.

Die ersten Symptome – ich sah alles verschwommen – traten im Alter von zwanzig Jahren 1982 nach einem Urlaub in Jugoslawien auf. Der Augenarzt sagte mir nur, dass ich eine Sehnervenentzündung hätte, damals dachte ich mir noch nichts dabei. Zurückgeführt habe ich dieses »Verschwommensehen« auf das zu lange Tragen der Kontaktlinsen. Nach einigen Wochen sah ich wieder normal.

Im Sommer des folgenden Jahres bin ich während der Ferien mit einer Freundin nach Formentera geflogen. EineWoche nach unserer Rückkehr fingen die Schwierigkeiten an: Harninkontinenz (Unvermögen den Urin zu halten) und Gehstörungen. Ich merkte das vor allem, als ich während meiner Ausbildung zur Krankengymnastin im Krankenhaus beim Treppensteigen ziemliche Probleme mit dem Heben des linken Beines bekam. Beim Spazierengehen hatte ich das Gefühl, immer weiter Richtung Boden zu gehen, die Beine nicht mehr strecken zu können. Dazu kamen auch die Blasenprobleme. Es ist natürlich »toll«, als 20-Jährige feststellen zu müssen, dass man sich »in die Hose macht«, den Harndrang nicht bis zur nächsten Toilette unterdrücken kann. Der Urologe, den ich aufsuchte, sagte bei der ersten Untersuchung: Sie haben eine Blase wie ein MS-Patient. Zu dem bin ich nie wieder gegangen.

Der nächste Arzt war mein Gynäkologe. Hier war alles okay. Dann der Termin beim Neurologen, diese Untersuchungen waren ohne Befund. Ich sollte aber trotzdem zur Lumbalpunktion (einführen einer Hohlnadel zwischen dem 3. und 4. oder 4. und 5. Lendenwirbel zur Entnahme von Rückenmarksflüssigkeit) und zur Myelographie (Röntgenuntersuchung mit Kontrastmitteleingabe in die Wirbelsäule). Seltsam erschien es mir schon, dass diese Untersuchungen trotzdem stattfinden sollten. Aber ich wollte ja wissen, was mit mir los war. Hinzu kamen – bedingt durch die Untersuchungen – fürchterliche Kopfschmerzen und Übelkeit, die ich eine Woche lang hatte. Ich erfuhr weiter nichts. Die Symptome bildeten sich unter den Cortison-Spritzen des Neurologen wieder zurück. Die Nebenwirkungen des Cortisons waren zwar unangenehm (rotes, heißes Gesicht, Wasseransammlungen im Körper, Entwicklung einer Fresssucht), gingen aber nach Absetzen der Spritzen ebenfalls zurück. Der Arzt sagte mir immer noch nichts. Der Verdacht MS saß aber in meinem Kopf. Durch meine Ausbildung zur Krankengymnastin hatte ich ja die entsprechenden Bücher zum Nachschlagen. Also las ich, verglich und kam zu der unangenehmen Vermutung, dass die Aussage des Urologen doch zutreffen könnte. Ich bekam Angst, sah ich doch im Krankenhaus genügend MS-Patienten mit unterschiedlichen Krankheitsverläufen. Also fragte ich wieder meinen damaligen Neurologen, was ich denn nun hätte. Er sagte nur: »Sie haben eine Markscheidenentzündung.«

Aber damit wollte ichmich nicht zufrieden geben. Nur, Genaueres sagte mir mein Hausarzt, zu dem ich ging, auch nicht. Bis auf leichte Gleichgewichtsstörungen bildeten sich auch diese Symptome wieder zurück. Ich machte mein Examen als Krankengymnastin. Mit 22 Jahren hatte ich meine Ausbildung erfolgreich abgeschlossen und konnte etwas später mein Anerkennungsjahr im Evangelischen Krankenhaus antreten. Außerdem fuhr ich am folgendenWochenende zu meinem Freund nach Niedersachsen. Das Leben lag vor mir, ich musste nur zugreifen. Da war die Einweisung ins Krankenhaus, die ich nach meiner Rückkehr aus Niedersachsen von meinem Neurologen erhielt, eine reine Formsache: Mir ging es ja bestens – dachte ich. Bis ich bei meinem Hausarzt war, zu dem mich der Neurologe schickte. Hier las ich den Grund der Einweisung: Verdacht auf entzündliche Erkrankung des zentralen Nervensystems. Durch meine Ausbildung wusste ich, was das bedeutete. Ich war genauso geschockt wie nach der früheren Äußerung des Urologen. Es bedeutete: Verdacht auf Multiple Sklerose.

Vor mir lag plötzlich ein Scherbenhaufen. Tränen, Ängste, Wut, alle möglichen Gefühle stürmten auf mich ein. Mein Job, mein Freund, meine Lebensvorstellungen bzw. -planung, alles wurde von einer Sekunde zur anderen in Frage gestellt. Meinem Freund teilte ich schriftlich meine

Trennung von ihm mit. Damals erklärte er mir, dass eine eventuelle Bestätigung der Diagnose kein Grund für eine Trennung sei. So beruhigt ging ich ins Krankenhaus: wieder Lumbalpunktion und Myelographie, wieder die fürchterlichen Kopfschmerzen, wieder Warten auf das Ergebnis. Es war ja mittlerweile meine zweite Punktion, eigentlich hätte ich sie leicht über mich ergehen lassen können, aber die Angst war da. Erst wurde versucht, die Lumbalpunktion im Sitzen auf der Bettkante zu machen: sechsmal hatte der Arzt es versucht – die Krankenschwester, deren Hände ich drücken sollte, um gegen den Schmerz anzugehen, musste eine zerquetschte Hand haben. Meine Eltern hörten mein leichtes Aufschreien durch die Zimmertür auf dem Flur. Nach diesen sechs Versuchen brachte man mich in die Radiologie und setzte mich auf die Röntgenbank. Hier klappte es endlich mit der Punktion und der Myelographie. Doch am Ende wieder keine eindeutige Aussage der Ärzte mir gegenüber. Ich las allerdings den Arztbrief und dort stand die mehr oder weniger deutliche Formulierung: Wir haben uns bemüht, der medizinisch vorgebildeten Patientin und insbesondere ihren Eltern die vorliegenden Symptome als nicht so gravierend darzustellen.

Hatte ich nun MS, bestand der Verdacht MS nach wie vor oder waren es nur MS-ähnliche Symptome? Dieser Satz irritierte mich. Andererseits: mir ging es ja wirklich gut, das Laufen bereitete keine Probleme, Gleichgewichtsstörungen hatte ich auch nicht mehr. So setzte bei mir ein Verdrängungsprozess ein, unterstützt durch wohlmeinende Ratschläge meiner Eltern: Du brauchst es keinem zu erzählen. Dabei wäre es mir sicherlich von Anfang an besser gegangen, hätte ich darüber reden können, Freunden meine doch später auftretenden Gehstörungen ebenso wie meinen permanenten Harndrang verständlich machen können. So jedoch wurde ich ein Meister im Verdrängen. Ich lebte also mit meiner Blasenschwäche, kannte sämtliche Toiletten in meiner Stadt, den Restaurants, Cafés und Kneipen sowie an den Autobahnraststätten nach Niedersachsen.

Im Herbst 1986 flogen mein Freund und ich nach Ibiza. Es war viel zu heiß für mich und zum ersten Mal traten Harninkontinenz, Gang- und Gleichgewichtsstörungen massiv während des Urlaubs auf. Es war furchtbar unangenehm, ja peinlich: mit 24 Jahren machte ich mir in die Hose wie ein kleines Kind. Auch Vorlagen halfen da nicht mehr. Dieser Urlaub war eine einzige Katastrophe, hatte nichts Erholsames und Angenehmes mehr. Zu Hause angekommen, suchte ich sofort meinen Neurologen auf und bat ihn um eine Kernspintomographie (Art Röntgen, aber ohne Strahlenbelastung, Aufnahmen entstehen durch Magnetfelder). Hier erfuhr ich lediglich, dass weiße Punkte zu sehen seien, aber definitive Äußerungen bekam ich weder von dem Radiologen (Röntgenarzt) noch von meinem Neurologen. Gegen die Symptome gab es wieder Cortison: Die Gehstörungen verschwanden, die Blasenprobleme blieben. Im April fuhren wir eine Woche an die holländische Nordseeküste. Für mich ein wunderschöner Urlaub: keine Gehstörungen, die Blasenschwäche hielt sich in Grenzen. War es doch nur ein Verdacht, waren es vielleicht doch nur MS-ähnliche Symptome?

In diesem Jahr stand auch mein Umzug nach Niedersachsen an. Dem Drängen meines Freundes Viktor nachgebend, kündigte ich imKrankenhaus und zog mit ihm zusammen. Es war schön, mit dem Partner zusammen zu wohnen. Wir hatten eine große Wohnung in der vierten Etage, jedoch ohne Aufzug. Beim Einzug halfen Viktors Kommilitonen und auch später war immer eine Menge los bei uns. Ich genoss diese Zeit, auch wenn ich morgens immer 30 bis 40 Minuten bis zur Praxis, in der ich arbeitete, fahren musste. Aber dafür wohnten wir zusammen.

Weihnachten 1987 war die Verlobung meiner Cousine. Bei unserer Rückkehr fingen auch wir an, konkret über unsere Verlobung zu reden. Vor allem ich, die den Gedanken Heirat immer weit nach hinten – im Anschluss an Viktors Studium – gestellt hatte, fing an, mich mit dem Gedanken anzufreunden. Wir planten die Gästeliste, überlegten uns den Ort der Feier und wie wir es unseren Eltern sagen wollten. Aber im April 1988 ging es mir schlechter: vor allem Geh- und Gleichgewichtsstörungen waren die Symptome. So musste ich also nach Ostern ins Krankenhaus, da die Cortisonspritzen nicht mehr halfen. Wieder Lumbalpunktion (meine dritte), da jetzt die oligoklonalen Banden (Eiweißsubstanz) bestimmt werden konnten, diesmal hatte ich zwar auch eine Woche starke Kopfschmerzen, aber die eigentliche Punktion klappte ohne Probleme. Ich wurde mit hochdosierten Cortisoninfusionen behandelt, die zwar zur Folge hatten, dass die Symptome sich zurückbildeten, aber andererseits auch bei mir zu einer enormen »Fresssucht« und zu einem »Vollmondgesicht « führten. Das hatte natürlich zur Folge, dass ich mich noch unwohler fühlte als bislang. Aber diesmal bekam ich die definitive Diagnose mitgeteilt. Nun gab es keine Verdrängung mehr: Multiple Sklerose.

Die Information der Ärzte imNordstadtkrankenhaus war sehr gut: vorsichtig, einfühlsam und informativ. Hier empfahl man mir zunächst auf eine Teilzeitstelle zu gehen, außerdem informierte man mich über eine für mich neue Medikation: Imurek. Ich sollte es zwei Jahre nehmen, mit der Auflage einer guten Kontrazeption (Schwangerschaftsverhütung). Wollte ich schwanger werden, müsste ich Imurek ein halbes Jahr vorher absetzen. Ich war 25 Jahre, erst seit drei Jahren in meinem Beruf tätig, mein Freund noch im Studium. Zum damaligen Zeitpunkt wollte ich noch keine Kinder, ich empfand mich mit 25 Jahren noch als viel zu jung, um Mutter zu werden. Mit 28 hätte ich mir die Mutterrolle gut vorstellen können – aber jetzt? Daher war für mich klar, dass ich Imurek als vorläufige Medikation nehmen wollte, denn es sollte die Schubschwere mindern und den Abstand zwischen den Schüben verlängern. Ich entschied mich also für Imurek, mein Freund entschied sich gegen mich, da er unbedingt Kinder wollte. Zum zweiten Mal fiel ich in ein tiefes Loch: definitive Diagnose MS und Trennung vom Partner nach siebenjähriger Beziehung. Verzweiflung, Trauer, aber auch Angst vor der Zukunft waren groß.

Die Ärzte im Krankenhaus bemühten sich um »Schadensbegrenzung«. Sie sprachen mit uns, versuchten meinem Freund zu erklären, dass der Kinderwunsch nicht hätte aufgegeben, sondern nur hätte aufgeschoben werden müssen. Doch sein Entschluss stand fest. Ich konnte es nicht fassen. Freunde, aber auch Ärzte und Schwestern versuchten mir zu helfen, mit mir zu reden und mich zu trösten.

Unter Tränen rief ich meinen Onkel an. Er war am nächsten Tag da, und wir konnten reden: über die Trennung und wie alles weitergehen sollte und konnte. Wollte ich in der Stadt bleiben, in der mich alles an Viktor erinnerte, oder wollte ich wieder nach Hause? Ich entschied mich nach langem Abwägen für meine alte Heimat. Dazu beigetragen hat sicherlich die Tatsache, dass hier meine Familie war. Wie wichtig die Familie ist, erlebte ich am Ende des Gesprächs mit meinem Onkel. Mein Cousin und meine Cousine mit Verlobtem kamen auf einmal ins Zimmer. Da war mir klar, dass ich nach Hause wollte. Jetzt weißt du, Pia, wieso es mich wieder nach Hause zog. Trotzdem, der endgültige Abschied von Viktor, die letzte Umarmung: Pia, es war furchtbar. Sein bester Freund brachte mich zurück.

Alles in allem hatte ich trotzdem großes Glück, denn ich bekam meine alte Stelle zurück. Diesmal allerdings auf Anraten der Ärzte eine Teilzeitstelle. Ein knappes halbes Jahr später zog ich in meine erste eigene Wohnung. Wie stolz ich war. Dass der Weg zum Haus über eine Art Kopfsteinpflaster führte, vom Auto aus relativ lang war und ich einige (15) Stufen runter oder rauf (Souterrain) musste, störte mich nicht – noch nicht. Trotz meines Schubs 1992 mit starker Ataxie und Gangstörungen, trotz intrathekaler Spritzen (Cortison wird in den unteren Wirbelkanal gespritzt) bildeten sich diese Symptome nicht zurück. Die Nebenwirkungen waren extrem: permanente Kopfschmerzen (stärker als nach einer Lumbalpunktion), selbst stärkste Medikamente halfen nur kurzfristig. Ich konnte zum Beispiel nur in Bauchlage essen, weil so wenigstens während des Essens die Kopfschmerzen einigermaßen erträglich waren. Während dieser Zeit nahm ich sehr stark ab, aber das »Vollmondgesicht« war da. Außerdem war eine weitere Nebenwirkung eine Blasenentleerungsstörung. Ich musste also lernen mich selbst zu katheterisieren, so sehr ich mich auch den Ärzten gegenüber wehrte (»das lernen sogar kleine Kinder« – Aussage eines Krankenhausarztes). Gott sei Dank funktionierte die Blase nach drei Wochen wieder. Geholfen hat mir dabei aber auch ein Arzt, der mir ein entsprechendes Medikament verordnete. Aber seit diesem Schub ziehe ich das linke Bein nach: Ich bin einfach zu spät ins Krankenhaus gegangen.

Jetzt hatte ich erst einmal bis auf kleinere Verschlechterungen im Sommer zwei Jahre Ruhe. Der nächste ziemlich massive Schub kam im heißen Sommer 1994. Für mich ein fürchterliches Wetter, die Folge war ein andauerndes Stolpern, verbunden mit häufigem Hinfallen. Es wurde mein längster Krankenhausaufenthalt. Hohe Cortisondosen (wieder entwickelte sich bei mir eine »Fresssucht«), Krankengymnastik und anschließende Verlegung in eine MS-Spezialklinik. Dort blieb ich auch einige Wochen und fing erst im Oktober wieder an zu arbeiten. Zwei Monate krankgeschrieben – es reichte.

Aber während dieses Krankenhausaufenthaltes hatte ich mich für einen Rollstuhl und gegen einen Rollator entschieden. Leicht und faltbar sollte der Rollstuhl sein. Auf den Vertreter der Firma, an die mich meine Krankenkasse verwiesen hatte, glaubte ich mich verlassen zu können. Aber bei dem Herrn war ich verlassen. Ich hatte ihm meine Vorstellungen deutlich gemacht – dachte ich. Das Ergebnis war eine Katastrophe. Faltbar war er zwar, aber von wegen leicht: Er war so schwer, dass ich ihn nicht alleine ins Auto legen, geschweige denn wieder herausnehmen konnte. Heute weiß ich, dass es an der falschen Rezeptierung lag: auf dem Rezept stand nämlich nur Faltrollstuhl. Aber dazu später.

Nun hatte ich erst einmal Ruhe – eine Atempause. Mir ging es gut. Ich fühlte mich pudelwohl und sah neugierig in die Zukunft. Zu neugierig. Vor allem in Anbetracht eines neuen Medikamentes, von dem ich mir viel versprach. Doch ich hätte lieber bei Imurek bleiben sollen. Die grippeähnlichen Symptome von Betaferon-1b ließen, trotz der Ibuprofen-+Tabletten, die ich parallel einnahm, nicht nach. Meine Reaktion auf die erste Spritze war dramatisch: Ich schaffte es erst beim dritten Anlauf vom Bett aufzustehen, um zur Toilette zu gehen. Aber bis dorthin kam ich gar nicht. Ich konnte mich nicht mehr auf meinen Beinen halten, fiel auf den Boden und kam nicht mehr hoch. Robbend erreichte ich mein Funktelefon und rief Freunde an, die im gleichen Haus wohnten. Um ihnen zu öffnen, musste ich zur Wohnungstür kriechen und hoffen, dass ich es schaffte, mich aufzurichten. Das klappte nach einigen Versuchen, und die Freunde kamen rein. Thomas hob mich hoch und brachte mich ins Badezimmer, seine Frau half mir auf die Toilette. Ich konnte nichts mehr machen, war völlig schlapp. Anschließend trug mich Thomas wieder ins Bett und ich rief meinen Onkel, der auch mein Hausarzt war, an. Er kam sofort und bekam einen großen Schrecken: völlig bewegungsunfähig von den Beinen her und mit verlangsamten Bewegungen der Arme lag ich im Bett. Er verordnete dann ein Schmerzmedikament und einige Stunden später konnte ich unsicher, aber alleine zur Toilette gehen. Danach – ich musste mich ja alle zwei Tage subcutan (unter die Haut) spritzen – reduzierten wir die Menge auf ein Drittel und gingen dann ca. alle vier Wochen langsam auf eine höhere Dosis. Parallel dazu nahm ich immer alle vier Stunden Ibuprofen (ein Schmerzmittel). Du siehst, Pia, ich lebte fast nur von Medikamenten. Das hätte ich ja noch akzeptiert, wenn sie auch die grippeähnlichen Symptome, die auftraten, gemildert oder unterdrückt hätten. Aber das war nicht der Fall. Nach einigen Monaten, in denen ich die Spritzen mal besser mal schlechter vertrug, stand mein Urlaub an. Sollte ich wegfahren?

Ich fuhr. Im März 1996 besuchte ich Norderney. Zeitweise – es war noch innerhalb des halben Jahres, seit ich Imurek abgesetzt hatte – ging es mir gut. Die Fahrt mit dem Auto verlief super, besser als ich gedacht hatte. Ich hatte meinen Rolli dabei, da er mir, auch wenn er sehr schwer war, einfach eine größere Bewegungsfreiheit bot, auch wenn mir der Wind ziemlich zu schaffen machte. Zum ersten Mal ging ich begeistert schwimmen. Das hoteleigene Schwimmbad war optimal temperiert, das Wasser nicht zu heiß, keine hohe Luftfeuchtigkeit. Ich habe es genossen. Hier gab es auch ein Fitnessstudio, in dem ich entsprechende Übungen machen konnte. Die Miturlauber waren sehr nett, mit meiner Behinderung stieß ich hier nie auf Ablehnung, sondern auf viel Hilfsbereitschaft. Kurz und gut, mein zweiter Single-Urlaub war toll – ein voller Erfolg wie auch 1991 in Juist. Daher blieb ich noch vier Tage länger als geplant. Die grippeähnlichen Symptome waren zu Anfang meines Urlaubs geringer ausgeprägt; nahmen aber nach dem Urlaub bis zum Absetzen von Betaferon-1b im Oktober 1996 wieder zu. So stark, dass ich vormittags arbeitete, mich nachmittags ausruhte, damit ich am nächsten Tag wieder arbeiten konnte. Lebensqualität fast Null; Freizeit, Unternehmungen gab es so gut wie nie.

Im August 1996 hatte ich einen Samstag, an dem nichts mehr ging. Ich kam aus der Hocke nicht mehr hoch und nur mit Mühe kriechend zu meinem Bett. Dann brauchte ich zwanzig Minuten, um in mein Bett zu kommen und war froh, als ich mich hinlegen konnte. Nun gab es allerdings zwei Probleme: Ich musste zur Toilette und mich abends spritzen. Die Spritzen aber lagen im Kühlschrank. Dort wäre ich nie hingekommen, obwohl es »nur« zehn Meter waren. Also rief ich den ärztlichen Notdienst an, der dann auch am späten Nachmittag kam. Die Ärztin sah, dass ich alleine war und wies mich ins Krankenhaus ein. Der von ihr gerufene Krankenwagen brachte mich ins Knappschaftskrankenhaus nach Bochum. Aber bis ich im Wagen war – Pia, es war schrecklich. Die Treppe zu nehmen – eine Katastrophe. Links das Geländer, rechts ein Sanitäter und einer hinter mir, um mein linkes Bein auf die nächste Stufe zu setzen. Von der Haustür zum Krankenwagen mussten sie mich mehr tragen, als dass ich gelaufen bin. Es war einfach furchtbar wieder so hilflos zu sein.

Nach einer mir endlos lang erscheinenden Fahrt kamen wir in der Klinik an. Hier sollte ich mich vor das Röntgengerät stellen. Ich kam gar nicht aus dem Stuhl hoch, musste vom Pflegepersonal auf den Tisch gelegt werden. Danach kam ich auf die Station. Hier musste ich zur Toilette, es ging aber nur mithilfe von zwei Schwestern. Anschließend war ich froh, wieder ins Bett zu können. Das alles spielte sich zwischen 18 und

21 Uhr ab. Um 21 Uhr bekam ich meine Betaferon-1b-Spritze, kurz danach eine Tablette Ibuprofen. Gegen 22 Uhr konnte ich alleine zur Toilette gehen. Gegen 23 Uhr kam der Dienst habende Arzt, um mich zu befunden (ärztlicher Ausdruck für untersuchen). Am nächsten Tag habe ich mich gefragt, was ich hier im Krankenhaus soll. Die Kernspintomographie zeigte keine neuen Herde. Gott sei Dank kein Schub, da sich die Symptome innerhalb von 24 Stunden zurückgebildet hatten. So blieb ich aber trotzdem noch vierzehn Tage zur Kontrolle und zur Krankengymnastik. Anfang September wurde ich entlassen.

Die grippeähnlichen Symptome von Betaferon-1b waren auch nach einem knappen Jahr noch so massiv, dass ich mich im Oktober 1996 nach Rücksprache mit meinem Neurologen entschloss, wieder auf Imurek umzusteigen. Das geschah unter ärztlicher Aufsicht in einer Klinik. Am Ende dieses Aufenthaltes bat ich die Ärztin mir einen Rollator zu verordnen, eine Gehhilfe, die der Patient auf vier Rädern vor sich herschiebt, mit einem Einkaufskorb, ähnlich einem Fahrradkorb. So sehr ich mich bei meinem früheren Krankenhausaufenthalt gegen einen Rollator gewehrt hatte, so froh war ich, ihn jetzt zu haben. Er ermöglichte es mir, auf dem Markt einzukaufen, kleinere Einkäufe in der Stadt zu tätigen, sicherer vom Parkplatz aus meinen Arbeitsplatz im Krankenhaus zu erreichen, zumal ich durch meinen schon drei Jahre zuvor gestellten Verschlimmerungsantrag beim Versorgungsamt jetzt nach mehrmaligem Widerspruch endlich den positiven Bescheid bekommen hatte, einen Behindertenparkausweis zu erhalten. Da der Rollator sehr leicht zusammenklappbar ist, kann ich ihn somit ohne Probleme ins Auto legen und auch herausnehmen. Das erste Mal mit dem Rollator in meiner Heimatstadt unterwegs war schon komisch. Anders auf dem Markt: da ich dort bis zu meinem Umzug – im Oktober 1997 – jeden Samstag einkaufte, hatte man sich an den Anblick schnell gewöhnt. Die meisten Mitmenschen waren sehr aufmerksam und hilfsbereit. Aber zum Einkaufen im Supermarkt habe ich ihn nicht genutzt, lieber schwankend die Taschen zum Auto getragen. Ehrgeiz, aber sicher auch Eitelkeit ließen grüßen. Heute gehe ich mit Rollator auch zu öffentlichen Veranstaltungen – die Reaktionen sind sehr unterschiedlich.

1997 – ein ereignisreiches Jahr brach an. Ich hatte mich schon ein Jahr vorher entschlossen, in die Mietwohnung im Haus meiner Eltern zu ziehen, da Kopfsteinpflaster – trotz Rollator – und Treppe mir große Probleme bereiteten. Daher stand nun mein Umzug an. Vorher mussten aber noch einige behinderungsbedingte Umbauten durchgeführt werden. Diese Umbaumaßnahmen betreute mein Vater, aber wir hatten auch Firmen und Handwerker, auf die wir uns verlassen konnten. Da es mir ja momentan gut ging, hatten meine Freundin und ich eine Reise nach Stuttgart geplant. Alles war fertig, wir freuten uns auf das Musical »Miss Saigon«.

Doch diese Reise fiel aus, da ich wegen eines Schubs ins Krankenhaus musste. Die Hitze im Juni 1997 hatte mich geschafft. Ausgeprägte Gleichgewichtsstörungen, Gangunsicherheit, vermehrtes Stolpern, verbunden mit häufigem Hinfallen, machten wieder eine hochdosierte Cortisontherapie erforderlich. Ich ließ mich auf 1000 Kalorien setzen, da ich nicht wieder so immens zunehmen wollte – nur diesmal hatte ich absolut keinen Appetit, wie auch später habe ich eher ab- als zugenommen. Eine Woche vor meinem 35. Geburtstag wurde ich entlassen. Meinen Geburtstag wollte ich ja unbedingt mit meinen Freunden feiern. Sie boten mir, wie auch in den Jahren vorher, ihre Hilfe an. Diesmal nahm ich sie auch gerne an und beschränkte mich auf die Tischdekoration. Im Juli 1997 fing ich wieder an zu arbeiten. Das ging gut bis Mitte August.

Ausgerechnet drei Tage vor der Hochzeitsnachfeier meines Cousins musste ich wieder mit einem neuen Schub ins Krankenhaus. Zum zweiten Mal innerhalb von drei Monaten. Zur Hochzeit im März auf Long Island, USA hatte ich nicht fahren können, und jetzt sollte ich bei der Nachfeier auch nicht dabei sein? Ich bekam wieder hoch dosiert Cortison und nach Absprache mit den Ärzten konnte ich einen halben Tag Ausgang bekommen. Mein Vater holte mich nachmittags vom Krankenhaus ab. Der Rollator war an diesem Nachmittag mein treuer Begleiter. Danach folgten noch zwei Wochen stationärer Aufenthalt. In der zweiten Woche hatte ich eine Probeentlassung: Die Palliativstation (Station für Krebspatienten) in unserem Krankenhaus feierte ihr Sommerfest. Da ich hier als Ehrenamtliche einmal wöchentlich bin, wollte ich natürlich bei dem Fest dabei sein. Ich wurde abgeholt und wieder zurückgebracht. Bewaffnet mit Sonnenhut und Rollator habe ich auch diesen Tag gut überstanden, wusste ich doch, dass ich danach nach Hause konnte.

So endete der Sommer, und ich konnte im Oktober in meine neue, behindertengerechteWohnung ziehen. Der Umzug verlief reibungslos. Der Abschied von meiner alten Wohnung fand im Regen statt, fiel mir daher nicht so schwer, wie ich es befürchtet hatte. Die neueWohnung begrüßte mich mit Sonnenschein. Meine Patentante war schon da, hatte die Gardinen aufgehängt und ein kleines Gesteck zur Begrüßung auf die Fensterbank gestellt. Zusammen mit meiner Cousine half sie mir beim Einräumen. Am nächsten Tag wurde der Treppenlifter eingebaut. Jetzt waren Umzug und Einzug geschafft.

Rückblickend muss ich sagen, es ist eine enorme Erleichterung: der Treppenlift, der Parkplatz direkt vor der Haustür, das behindertengerechte Bad, die behindertengerechte Küche. Ich genoss es in vollen Zügen, bis mich im Frühjahr 1998 ein erneuter Schub ins Krankenhaus brachte, zu einer weiteren Cortisontherapie, dann zu einer Medikamentenumstellung – ich nehme jetzt Avonex (wird einmal wöchentlich in den Muskel gespritzt), leide nach drei Monaten Einnahme unter minimalen Nebenwirkungen. Dieser Schub führte mich schließlich in den Quellenhof, wo wir uns kennen lernten.

Gruß Christiane

August 1998

Liebe Christiane,
deinen Bericht habe ich mit Erschrecken gelesen. Für diese »kurze« Zeit warst du oft in den von mir so ungeliebten Krankenhäusern. Aber mit dem neuen Medikament glaube ich zuversichtlich, dass dein Leben jetzt in ruhigeren Bahnen verlaufen wird. Nie die Hoffnung fallen lassen.

Bei meinen letzten Krankenhausaufenthalten wurde mir auch zweimal die Behandlung mit Betaferonen angeboten, aber ich habe mich standhaft geweigert. Bis heute sind die Wirkungsmechanismen dieser Medikamente noch nicht vollständig erforscht. Auch jeden zweiten Tag oder doch wöchentlich mir selber eine Spritze geben, bei einer nur dreißig prozentigen Chance auf eine eventuelle Schubminderung, scheint mir für mich noch nicht sehr wirksam. Mit Placebos wird meistens auch ein Erfolg in dieser Größenordnung erreicht. Und dazu noch die bekannten und von dir ja eindrucksvoll geschilderten Nebenwirkungen. Da warte ich noch ein wenig länger – nach 24 Jahren bin ich geduldig geworden – und vertraue darauf, dass die Wissenschaft in den nächsten Jahren ein Medikament findet, das wirklich die Ursache der MS bekämpft. Immer vorausgesetzt, dass sich mein Zustand nicht gravierend verschlechtert und Cortison weiterhin bei mir so positiv wirkt.

In den vergangenen sechs Monaten las ich immer häufiger über Behandlungsversuche mit intravenösem Immunglobulin G (IVIG) und die letzte mir zugängliche Meldung darüber berichtet über eine Placebokontrollierte Doppelblindstudie bei MS. Bisher konnte damit schon in mehreren Studien nachgewiesen werden, dass der klinische Zustand der Patienten sich besserte. Sie blieben schubfrei, die Anzahl der Schübe wurde deutlich reduziert und / oder der Schweregrad gemindert. In allen Studien wurde die Behandlung gut vertragen. In das immunregulatorische Netzwerk greift IVIG auf mehreren Stufen ein, unter anderem verhindert es die Freisetzung schädigender Entzündungsauslöser. Diese Therapie erscheint mir vielversprechend. Aber da keine MS einer anderen gleicht, sind – denke ich – so genannte »vergleichende Studien« besonders für uns Betroffene mit Vorsicht zu lesen. Und sicher wird die Zukunft das richtige Medikament zur Heilung unserer Krankheit bringen – bitte schnell.

Immer wieder habe ich den Eindruck, dass sich viele MS-Patienten zu sehr auf Medikamente verlassen. Mit dem Wunsch: »Mach' du mich gesund!«, gibt der Patient die Verantwortung in fremde Hände. Und dann bleibt den Selbstheilungskräften, die in fast jedem Menschen schlummern, kein Raum. Ich muss an mich selber glauben, für mich und meinen Körper etwas tun. Dabei ist es ziemlich egal was. Nach meinen Beobachtungen helfen Medikamente besser, wenn der Patient sich aktiv in die Heilung einmischt. Recht viele meiner von MS betroffenen Freunde und Bekannten haben vielleicht durch diese Einstellung einen erträglicheren Krankheitsverlauf.

In unseren MS-Lebensgeschichten wirst du eine Menge Übereinstimmungen finden, wie dieses »Nicht-auf-Symptome-reagieren«, die Angst der Ärzte, die Krankheit zu benennen, oder die allgemeine Unfähigkeit, mit der Diagnose umzugehen. Aber trotzdem will ich dir auch meine Vita berichten.

Ganz jung bin ich, wie du ja weißt, mit meinen 54 Jahren nicht mehr, aber irgendwie fühle ich mich immer noch jung, neugierig und will noch viel unternehmen. Mein Leben als MS-Patient begann vor ca. 30 Jahren. Ich war 24 Jahre, seit 2 Jahren technische Assistentin an der Uni Köln, habe gerne und ich glaube auch ganz gut gearbeitet, voller Pläne für mein vor mir liegendes Leben. Zuerst unmerklich wurde meine Freude am Laufen geringer, kurzfristige Augen-, Sensibilitäts- und Blasenprobleme kamen und verschwanden, ohne dass ich in dieser Zeit etwas Böses gedacht hätte oder je zu einem Arzt gegangen wäre. Für jede Störung fand ich eine mehr oder minder plausible Erklärung. Während einer Woche mit sehr störendem »Nebel«-Sehen erfand ich eine vermutliche Augenreizung durch Chemikaliendämpfe, was bei meiner damaligen Tätigkeit absolut im Bereich des Möglichen lag. Um mir den langen Weg von der Straßenbahnhaltestelle zum Institut zu erleichtern, war das kleine Auto meiner Mutter gerade das passende Geschenk für mich, obwohl ich die Strecke übers freie Feld eigentlich liebte.

In meinen Ferien auf einem Pferdehof nahm ich ein langes, heißes Bad gegen den Muskelkater vom Reiten. Danach war ich total ausgelaugt und lag minutenlang auf dem Kachelboden, ohne aufstehen zu können. Erst Jahre später erfuhr ich, dass früher so bei einigen Patienten positiv MS getestet wurde. Ziemlich erschrocken wankte ich mühsam in mein Zimmer und schlief erst mal. Am Tag danach saß ich wieder auf dem Pferd. Ein Jahr lebte und arbeitete ich danach in München. Immer wenn ich bei Klaus, meinem späteren Ehemann, im Auto saß, presste ich meinen Arm fest an die kühlende Scheibe. Ich hatte zum ersten Mal intensive Gefühlsstörungen, aber wieder reagierte ich nicht darauf.

Auch der erste und einzige Betriebsausflug von der bayrischen Metropole in die nahen Alpen blieb unvergessen. Dort angekommen ging es sehr bequem mit der Seilbahn hoch auf den Gipfel, dann ein »kleiner« Spaziergang bis zum nahen Parkplatz. Zuerst ging es gemütlich über blühende Almwiesen zum Steilhang und dann runter im Zickzack. Links Abgrund, rechts Fels, dazwischen ich und nirgends eine Möglichkeit, mich festzuklammern. Mir wurde so schwindelig wie noch nie in meinem Leben. Die extrem steilen Passagen rutschte ich in Angstschweiß gebadet auf dem Hosenboden – im Rock – zu Tal. Nie wieder in hohen Bergen spazieren gehen, schwor ich mir. Trotzdem fand ich diese Schwindelattacke recht merkwürdig. Nur wenige Jahre zuvor hatte ich ähnliche Situationen mühelos gemeistert. All diese rätselhaften, körperlichen Irritationen; ich konnte mich nicht mehr auf meinen Körper verlassen, das machte mich unsicher.

Dann zog ich wieder zurück nach Köln, heiratete, konnte immer weniger laufen, war aber glücklich. Kathrin, unser Wunschkind, sollte Weihnachten 1972 geboren werden und im neuen Jahr war sie dann da. Am Tag nach der Geburt konnte ich fast nicht laufen. Im Geheimen vermutete ich, man hätte mir während der Narkose ein Bein ausgerenkt. Heute bin ich ziemlich sicher, dass die Geburt einen unerkannten Schub ausgelöst hat. Auch diese Beschwerden wurden nicht weiter beachtet, denn nach fünf Tagen entließ ich mich selbst. Fluchtartig verließ ich die Wöchnerinnenstation, denn unser Baby wurde mit ernsten Problemen in die Kinderklinik verlegt. Nach entsetzlichen sechs Wochen voller Hoffen und Bangen waren wir das erste Mal als glückliche Familie zusammen. Freudig hatte ich meinen Beruf aufgegeben, um glückliche Mutter und Hausfrau werden zu können. Etwa drei Monate später schienen morgens zwei Sonnen ins Schlafzimmer. Die ganze Welt war voller verwirrender Doppelbilder. Besonders unangenehm, weil ich Illusion und Wirklichkeit nicht unterschieden konnte: Welcher der beiden Personen, die ich sah, sollte ich die Hand geben? Also ging ich zum Augenarzt und zum Neurologen. Der gab mir Vitamin-B-Spritzen und murmelte etwas von Encephalomyelitis disseminata, was mir nichts sagte und mich auch nicht interessierte. Dabei sollte dieses Wort bestimmend für den Rest meines Lebens werden. Nach vierzehn Tagen war der Spuk vorbei, die Augenklappe – glücklicherweise habe ich sie bis heute nicht wieder benutzen müssen – liegt noch immer in unserem Medizinkasten. Ich dachte nicht mehr an diese Episode. So lebte ich glücklich mit dem Kinderwagen als Gehhilfe und bekam nach anderthalb Jahren unsere zweite Tochter, Ursula. Auch nach dieser Geburt hatte ich wieder die gleichen Beschwerden.

Jetzt war unsere Dreizimmerwohnung wirklich zu klein, und wir zogen auf die andere Rheinseite in ein dreistöckiges Reihenhaus mit einem kleinen Garten. Die in solchen Häusern übliche Raumaufteilung, ganz oben die Kinderzimmer, im Keller Waschmaschine und Trockner ließen in mir das Gefühl aufkommen, ich lebe ständig auf der für mich gefährlich steilen Treppe. Glücklicherweise habe ich mir nur einmal bei einem meiner zahlreichen Treppenstürze eine Platzwunde am Kopf zugezogen, und nie bin ich mit den Kindern auf dem Arm runtergefallen. Inzwischen sind wir in dieser Straße dreimal umgezogen. Seit fast zwanzig Jahren wohnen wir, ideal für mich, in Bungalows. Die Umgebung und die Nachbarn gefallen mir noch immer.

Zunehmende Gehbeschwerden, Blaseninkontinenz, eine mir unerklärliche körperliche Schwäche, Abgeschlagenheit und Energieverlust ließen mich verschiedene Ärzte besuchen, aber die diagnostizierten immer nur psychosomatische Beschwerden, ganz normal bei einer jungen Mutter mit dieser Belastung. Zum Glück konnte ich ein italienisches Au-pair-Mädchen engagieren, das statt des üblichen halben Jahres zwei Jahre bei uns blieb. Sie war wunderbar zu den Kindern und wir alle liebten sie. Stefania, obwohl mit ihren 17 Jahren selbst fast noch ein Kind, übernahm aber alles perfekt, als ich im Jahr nach Ullas Geburt ins Krankenhaus ging.

Schon seit einigen Jahren litt ich immer wieder an anfallartigen Zahnschmerzen im Oberkiefer. An diesen Tagen fühlte ich mich richtig krank, hatte zusätzlich noch Kopf- und Ohrenschmerzen und verzog mich mit Schmerztablette und Wärmflasche für Stunden ins Bett. Immer waren die Zähne ohne Befund, bis eines Tages der obere Weisheitszahn in einer aufwendigen, schmerzhaften Prozedur gezogen wurde. Das half auch nicht, der Schmerz kam auch danach immer wieder. Es dauerte noch einige Zeit, bis ich erfuhr, auch das ist eine bei MS durchaus normale Trigeminusreizung.

Meine Freundin und Nachbarin Birgid meinte, ich würde ganz schrecklich hinken und schickte mich zum Orthopäden. Der ließ mich dreimal kommen und nach allen möglichen Untersuchungen wieder der Rat: »Gehen Sie zum Neurologen.« Die hiesige Neurologenpraxis war zur Zeit nicht besetzt, also ging ich zur Uniklinik, wo ich in den vergangenen Jahren recht gute Erfahrungen mit den Kindern gemacht hatte. Auf die ambulante Untersuchung folgte eine stationäre Aufnahme für zunächst drei Tage.

In der Uniklinik fühlte ich mich ausgesprochen unwohl. Bei der Liquorentnahme durchschlug mich der Schmerz wie ein Blitz, von der Einstichstelle bis zum Zeh und Gehirn, und die dann folgenden zwei Tage strikte Bettruhe, flach auf dem Rücken liegend, sind mir auch nicht in bester Erinnerung. Gleichzeitig wurde mir eine Cortisontabletten-Stoßtherapie mit folgendenWorten empfohlen: »Wenn Sie das jetzt nicht nehmen, sind Sie spätestens in 10 Jahren im Rollstuhl.« Welch ein Schock.

Entsetzen, Trauer, Panik,Wut und immer noch keine Ahnung, an was ich leide. Dann erschien meine Mutter, die zu der Zeit im Ausland lebte, bei mir im Krankenhaus. Ich war offensichtlich ernsthaft krank. Sogar Martin, ein befreundeter und in der Uniklinik arbeitender Arzt, wollte mir nicht den Namen meiner Krankheit sagen. Ich wollte nur raus. Durch das Cortison wurde ich in den ersten Tagen etwas lebhafter und erhielt auch einige Besucher; nur Kinder durften aus unerfindlichen Gründen dieses Haus nicht betreten. Meine Bettnachbarin empfand mich als Belastung, und ich wurde verlegt. Die restlichen Tage dieser unvergesslichen drei Wochen vergingen in einer etwas privateren Atmosphäre zusammen mit einer netten erkrankten Ärztin recht harmonisch.

Nur zufällig erfuhr ich nach der Entlassung aus dem Krankenhaus durch meinen Hausarzt die Diagnose Multiple Sklerose, wobei er mir im gleichen Atemzug versicherte: ». . .das glaube ich nicht.« Ich habe mich ihm angeschlossen und wurde für die nächsten Jahre ein Meister im Verdrängen. Auf Fragen nach meinem offensichtlichen Hinken log ich etwas von Rückenproblemen.

Auf der wunderschönen Insel Lanzarote im Frühling zeigte sich die Krankheit von einer anderen Seite: Eine Augennervenentzündung, so stark, dass ich fast nichts mehr sehen konnte, außer bildzeitungsgroße Buchstaben und Stricknadeln Größe 10. Zu Hause bekam ich Cortisoninjektionen in den Augenhintergrund. Es dauerte geraume Zeit, bis ich, immer noch eingeschränkt, wieder sehen konnte und die Angst vor Augenproblemen begleitet mich seitdem. So lernte ich langsam, dass ich wirklich MS habe.

Im gleichen Jahr, 1975, besuchte ich noch verschiedene Neurologen, um vielleicht doch noch eine andere Diagnose zu erhalten, aber es blieb dabei. Als einziges Mittel wurde mir regelmäßige Krankengymnastik und täglich bei der Mittagspause – am besten im Bett – mindestens eine Stunde Beine hoch legen und wirkliche Ruhe empfohlen. Seit damals ist die Mittagspause für mich genau so notwendig wie gute Krankengymnastik. Die Symptome wechselten zwischen Ameisen, Watte- oder Schmirgelpapiergefühl in den Armen oder Beinen, mal Blitze- oder Nebelsehen und immer wieder schlechter gehen, stolpern, hinfallen. »Einmal mehr aufstehen als hinfallen.« Das ist seitdem mein Motto. Meine Blasenprobleme verschwieg ich diskret. Das alles ist nicht wirklich dramatisch, aber für eine 33-jährige Mutter mit zwei Kleinkindern schon eine nervliche Belastung. Und immer wieder die Frage: Was bringt die Zukunft? Es blieb, wie es war.

Nach langem Abwägen der Nachteile – die es gar nicht gibt, wie mir später klar wurde – beschloss ich, einen Schwerbehindertenausweis zu beantragen. Ich hatte einfach Angst, in eine amtliche Liste als behindert eingetragen zu werden. Das ist sicher dumm, aber diese Ängste sind weit verbreitet. Heute sind dieser Ausweis mit dem Merkzeichen aG, durch den ich den blauen Parkausweis für die Behindertenparkplätze erhalte, zusammen mit meinem Führerschein, für mich meine wertvollsten Papiere. Nur dadurch bin ich heute noch in der Lage, mein Leben selbständig zu führen. Autofahren mit Automatik ist bequem und einen Parkplatz meist kostenlos zu bekommen, erleichtert mir das Leben enorm.

Später wurden beide Kinder eingeschult, und ich wurde in der Schulpflegschaft aktiv. Zwar konnte ich die Kinder bei Ausflügen und ähnlichen Unternehmungen nicht begleiten, aber dennoch half ich bei vielen Anlässen, wie Nikolaus- und Karnevalfeiern sowie Sommerfesten mit, trotz der doch deutlich sichtbaren Behinderung. Ich finde es ganz wichtig, dass behinderte Eltern sich mit ihren Kindern im Rahmen ihrer Möglichkeiten in Schule, Sportverein oder Gemeinde engagieren.

Ein lang anhaltendes, unangenehmes Brennen in der ganzen linken Körperhälfte war 1981 der Grund für einen zuerst nur kurzfristigen Aufenthalt in der Neurologie des Klinikums Leverkusen. Nach den notwendigen Untersuchungen, und um überhaupt einen Therapieerfolg zu ermöglichen, wurde dann ein vierwöchiger Krankenhausaufenthalt während der Schulferien notwendig. Statt Ferien mit der Familie eine Krankenhauseinweisung. Für Mütter sind diese Krankenhauszeiten sehr schwierig zu organisieren und schwer zu ertragen, auch wenn für die Familie gut gesorgt wird. Man sorgt sich trotzdem immer.

Bei diesem stationären Aufenthalt begann ich mit der Imurek-Therapie. Ob mir dieses Medikament wirklich geholfen hat, kann ich nicht genau sagen, denn es gibt ja keinen Maßstab für die Wirksamkeit dieser Mittel. Durch die Mitpatienten dort lernte ich erstmals andere MS-Kranke kennen. Stundenlang saßen wir in den lauen Sommernächten im Flur der Klinik und tauschten Krankheitserlebnisse aus. Durch diese Gespräche begann ich, mich ernsthaft mit MS auseinander zu setzen, wurde Mitglied in der Deutschen Multiplen Sklerose Gesellschaft und 1986 auch Gründungsmitglied und Sprecher des Kontaktkreises für MS in meinem Wohnort.

Eine weitere Sehnervenentzündung traf mich in der Weihnachtszeit 1983. Jetzt war das andere Auge betroffen. Es war sehr störend, mit diesem Auge konnte ich zum Beispiel Kerzenlicht nicht sehen. Je nachdem, welches Auge ich schloss, gingen die Kerzen aus oder an. Die Sehfähigkeit wurde wieder mit Cortisonspritzen wie schon vor Jahren bis auf minimale Reste kuriert. Und im Jahr danach wieder eine Cortisontablettenkur mit drei Wochen Krankenhausaufenthalt. Dieses Mal hatte ich zwei sehr unterschiedliche Zimmergenossinnen. Mit der ersten lebte ich vierzehn Tage in Harmonie, und wir verbrachten trotz Krankenhaus eine angenehme Zeit zusammen. Nach ihrer Entlassung wurde ich mit einer alten Dame zusammengelegt, mit der kein Auskommen war. Nach drei Tagen waren meine Nerven vollkommen ruiniert und ich weinte nur noch bis zu meiner Entlassung.

Oskar, so nannten die Kinder spontan den Gehstock, der mir 1988 verschrieben wurde. Zuerst hatte ich einige Hemmungen mich damit sehen zu lassen, mit 44 Jahren fühlte ich mich einfach noch zu jung für eine Gehhilfe. Ich machte den Fehler, Stock mit alter Frau gleich zu setzten. Besonders gut gemeinte Kommentare wie: »Was macht eine so junge Frau mit einem Stock?«, waren nicht sehr hilfreich. Aber jetzt fiel ich nicht mehr so oft hin und schon bald wurde Oskar zu meinem ständigen Begleiter. Heute trage ich den Stock wie andere Leute eine Brille, er hilft mir besser im Alltag zurecht zu kommen. Mein »Ausgehstock«, Silberknauf mit schwarzem Holz, ist richtig schick.

Irgendwann in diesen für mich beängstigenden Jahren machte ich meinen ersten Versuch mit alternativer Medizin. Durch meine technisch-wissenschaftliche Ausbildung und geprägt durch das Elternhaus – mein Vater war Chemiker – stand ich den nicht streng wissenschaftlichen Methoden sehr skeptisch gegenüber. Aber weil die klassische Medizin so schrecklich hilflos war, besuchte ich verschiedene Heilpraktiker. Die meisten überzeugten mich nicht wirklich, aber einige Tipps, wie zum Beispiel autogenes Training, halfen mir weiter.

Eine Freundin empfahl mir eine Heilpraktikerin, die schon beim Erstgespräch ihren Mann, einen praktischen Arzt, der gleichzeitig Naturheilkunde und Homöopathie beherrscht, hinzuzog. Bei diesem ersten Besuch war ich so entnervt, unglücklich und schmerzbeladen, dass ich in

Tränen ausbrach. Das ist mir glücklicherweise nie wieder passiert. Der Arzt hörte sich meine Leidensgeschichte geduldig an, verschrieb naturheilkundliche und homöopathischeMittel und versprach mir bei den vielfachen Beschwerden Linderung – so weit wie möglich.

Mit Akupunkturbehandlung der Rückenschmerzen, Spritzen zur Stabilisierung des Immunsystems, Salben, Tropfen, Pillen, Kapseln oder Globoli wurde ich in den letzten fünfzehn Jahren behandelt. Besonders die heftigen Erkältungen, die ich seit Beginn der Imurek-Behandlung jedes viertel Jahr bekam, wurden mit der Zeit erträglicher und sind inzwischen auf einen normalen, jährlichen Schnupfen reduziert. Die lästigen Schlafstörungen – entweder ich schlafe nicht ein oder um drei Uhr morgens ist die Nacht vorbei – sind mit nebenwirkungsfreien Mitteln wie Baldrian und Ähnlichem gut zu bekämpfen. Damit schlafe ich zudem viel besser als mit Valium oder anderen starken Schlaftabletten; besonders weil ich um das Suchtpotential solcher Mittel weiß und sie früher deshalb abgelehnt habe, beziehungsweise sehr vorsichtig einnahm. Als Tagessedativum gegen Nervosität habe ich gute Erfahrungen mit Johanniskraut oder Kavain gemacht. Beide wirken ohne abhängig oder abwesend zu machen. Jetzt zucke ich nicht mehr bei jedem unerwarteten Geräusch heftig zusammen. Auch Echinacea-Beimischungen bei homöopathischen und Naturheilmitteln haben mir nicht geschadet. Erst nach jahrelanger Behandlung mit diesem Mittel las ich, dass auch dadurch Schübe verursacht würden. Unangenehme Nebenwirkungen durch alle von diesem Arzt verordneten Mittel sind bei mir während dieser Behandlungen nie aufgetreten. Ob der relativ »milde Verlauf« trotz all der Schwankungen wesentlich dieser Behandlung zu verdanken ist, kann ich nicht beurteilen, aber wer weiß, wie es mir ohne die Anwendung der Naturheilverfahren gehen würde. »Mein Behandlungskonzept besteht in der Modulation und Stärkung des Immunsystems, wobei primär homöopathische sowie phytotherapeutische Arzneimittel und orthomolekulare Präparate zum therapeutischen Einsatz kommen.« So äußerte sich der Arzt, den ich ursprünglich auch für einen längeren Beitrag in diesem Buch vorgesehen hatte.

1988 wurde Imurek wegen Magen-Darmproblemen abgesetzt. Ich hatte es immerhin sieben Jahre lang ununterbrochen genommen. Gleichzeitig erhielt ich fünfzehn Synactenspritzen und zehn -infusionen, ohne jeden spürbaren Erfolg für mich; aber um meinen Neurologen zu zitieren: »Wer weiß, wie es sonst jetzt wäre.« Kurz darauf schon wieder eine Sehnervenentzündung mit der schon bekannten Behandlung. Im Sommer des nächsten Jahres ging ich für vier Wochen in die Eversklinik in Langscheid. Ich hatte diese Klinik sehr bewußt ausgesucht. Langscheid war mir von früher bekannt. Die Eltern meiner Internatsfreundin Hildegard hatten dort am See ein idyllisches Ferienhaus, wo ich nach unserer Schulzeit oft und gerne zu Besuch war. Auch die Eversklinik gab es damals schon. Wir hatten keine Ahnung was dort behandelt wurde, aber im Ort erzählte man sich, dass Kranke dort auf der Tragbahre hingebracht würden und nach einigen Wochen wieder laufen könnten. So ist es leider nicht, wie ich inzwischen wußte, aber eine Diät mit viel Rohkost und möglichst naturbelassenen Nahrungsmitteln, das Markenzeichen der Eversklinik, fand ich einen Versuch wert. Das Essen war schmackhaft zubereitet, die verschiedenen Anwendungen in der wenig klinikhaften Atmosphäre, besonders in den Altbauten, und vor allen Dingen die Ruhe taten mir gut. Zur Entlassung bekam ich noch eine Verschreibung für einen Leichtrollstuhl, denn meine Laufstrecke war je nach Tagesform und dem verwendeten Hilfsmittel auf bis zu fünfzig Meter gesunken.

Mit dieser Verschreibung gingen Klaus und ich ins größte Kölner Sanitätsgeschäft und wollten uns umsehen. Zögernd zeigten wir das Rezept und erklärten, was wir gerne haben wollten: einen Rollstuhl, den mein Mann bei Stadtbesichtigungen, auf Flughäfen, in Kaufhäusern und auf Ausstellungen schieben kann. Der freundliche Verkäufer zeigte uns ein Modell aus dem vorigen Jahrhundert, einen dunkelblauen Krankenhausstuhl mit chromfarbenen Seitenteilen auf hohen dünnen Beinen und vier gleich großen Minirädern. Toilettenstühle in der Klinik sehen genau so aus. Entsetzt floh ich aus dem Geschäft. Es dauerte einige Zeit, bis ich wieder einen ähnlichen Laden betrat.

Die nächste Beratung war dann gut und richtig. Mit dem leichten, klappbaren, wendigen Rollstuhl der Marke Küschall bin ich immer noch zufrieden. Sicher muss ich mir am Abenteuer Rollstuhlkauf auch einen Teil der Schuld geben. Ich hätte mich vorher besser informieren müssen, aber da erging es mir wie vielen meiner Mitpatienten. Der Gedanke einen Rollstuhl zu brauchen, setzt eine Unmenge an Emotionen frei und verstellt den Blick auf die Realität. Heute ist mein Rolli ein treuer Begleiter bei fast jeder Gelegenheit. Ein Leben ohne diese Bequemlichkeit kann ich mir nicht mehr vorstellen. Nun muss ich nicht mehr nur auf den Boden sehen, damit ich nicht stolpere oder falle. Es ist herrlich, alles anzusehen und mitzumachen. Ich komme ausgeruht an, stehe aus dem Rollstuhl auf, gehe mit Stock oder schiebe den Rolli. Viele Leute staunen dann, einige machen auch dumme, verletzende Bemerkungen wie »Ein Wunder« – und für mich ist es auch wunderbar. Im Rolli bin ich mobil, bei unüberwindbaren Hindernissen kann ich aussteigen und dem Schieber die Arbeit erleichtern.

In der Öffentlichkeit als noch gehfähiger Patient Rollstuhl zu fahren, bedarf schon einer Menge Mut. Aufstehen und dann weitergehen ist eine Überwindung, aber es lohnt sich. Leider kann ich ja nicht jedem Gaffer eine Lektion über MS erteilen, aber oft würde ich es gerne erklären. Der Rollstuhl ist ein Hilfsmittel der besonderen Art. Gerade für den noch mobilen MS-Kranken wird Laufen schnell zur Überforderung und dadurch könnte ein neuer Schub unnötig ausgelöst werden. Wenn ich aber den Rolli je nach Lust und Laune – oder besser Bedürfnis – einsetze, kann ich besser mit meinen Kräften Haus halten.

Meine Laufstrecke – so ist es bei vielen MS-Patienten – ändert sich täglich und das kann ich oft erst feststellen, wenn ich unterwegs bin. Für mich persönlich habe ich die Konsequenz gezogen keine Experimente zu machen, das heißt bei größeren Entfernungen immer den Rollstuhl zu nehmen. Laufen kann ich gezielt und als therapeutisches Training den ganzen verbleibenden Tag in Haus und Garten, wo ich jederzeit eine Pause machen kann. Draußen sind erfahrungsgemäß Bänke, Stühle oder andere Sitzgelegenheiten nie dort, wo ich sie dringend brauche.

Wenn ich allerdings mit Rolli in ein Restaurant gehe und der Kellner schon eilfertig meinen Stuhl vom Tisch weggeräumt hat, setze ich mich trotzdem immer auf einen Stuhl. Das ist nicht nur therapeutisch gegen Steifheit und für die Muskeln gut, es stärkt auch mein Selbstwertgefühl ungemein.

Aber zurück zu meinem Lebenslauf. Zwei Jahre später, 1991, war ich nochmals in der Eversklinik, aber dieses Mal vertrug ich die Rohkost nicht und bekam mittags einen warmen Brei. Sonst ist zu dem Aufenthalt nicht viel Neues zu sagen, nur die isolierte Lage der Klinik am Hang erwies sich dieses Mal als störend, da ich mein Auto nicht zur Verfügung hatte und mit dem Rollstuhl den Berg weder rauf- noch runterkam.

Seit fast zwanzig Jahren quälen mich, wie auch die meisten meiner

Mitpatienten, unterschiedlich starke Rückenschmerzen und Muskelkrämpfe in den Waden. Sobald ich zur Ruhe komme, spüre ich Verspannungen im Halsbereich und viele andere »Wehwehchen«, die das Leben manchmal ganz schön versalzen können. Immer wenn ich mich gegenüber Ärzten darüber beklagte, wurde mir beschieden, dass man bei einer solchen Grunderkrankung nichts dagegen machen könne. Man kann allerdings sehr wohl was machen. Nur durch beharrliches Weitersuchen, Ärztewechsel und immer wieder darauf aufmerksam machen, habe ich heute die meisten dieser Beschwerden mit den passenden medikamentösen, homöopathischen oder physikalischen Therapien im Griff – nicht schmerzfrei, aber Linderung.

Seinem »Bauch zu trauen«, war für mich immer zu sehr Schlagwort aus der Zeit der frühen Frauenbewegung, besonders wenn es um Therapien, Operationen, Therapeuten oder Ärzte ging. Zustimmung oder Ablehnung bei diesen wissenschaftlichen Entscheidungen konnten für mich doch nicht vom »Bauch« geregelt werden. Bis ich vor etwa zehn Jahren plötzlich heftige Schmerzen in der linken Leistengegend bei bestimmten Bewegungen bekam. Nach einigen Arztbesuchen und ebenso verschiedenen erfolglosen Therapieversuchen schickte mich mein Neurologe zu einem Chirurgen. Der diagnostizierte einen Leistenbruch. Das sei durch die Geburt ganz normal bei Müttern. Er sprach von einem kleinen chirurgischen Eingriff. Für ihn ist eine solche Operation bestimmt kein Problem, aber für mich. Es dauerte einige Monate bis ich mich schweren Herzens und mit einem unguten Gefühl zur Operation entschloss. Noch am Vortag hatte ich Zweifel und suchte nach einer Begründung, den Eingriff abzusagen. Ich wurde operiert, behielt allerdings diese Schmerzen und habe nun zudem eine große Narbe an unbeschreiblicher Stelle. Laut Operationsbericht war an dieser Stelle zweifellos ein Leistenbruch zusammengenäht worden, aber ohne Vortreten von Eingeweiden, und deshalb konnte das nicht die Ursache meiner Probleme sein. Einige Zeit später kurierte mich ein niedergelassener Chirurg mit einigen Spritzen, mal wieder Cortison, von diesen Schmerzen – aber die Narbenschmerzen, mal stechend oder nur ziehend, begleiten mich seitdem. Vielleicht hätte ich doch mehr auf mein Gefühl hören sollen? Jetzt bin ich etwas vorsichtiger geworden.

Nach einem Autounfall entwickelte sich bei mir durch den Abdruck des Sicherheitsgurts ein enormer blau-grün und später gelblich violett schimmernder Bluterguss an der Brust. Nach zweiMonaten verschwand die Verfärbung, aber es blieb ein kleiner Knoten, den ich abklären lassen wollte. Ultraschall und Mammographie wurden im Krankenhaus angefertigt und im Arztbrief las ich zu meiner großen Überraschung: »Die Patientin stellt sich in 6 Wochen zur Operation vor.« Das wollte ich bestimmt nicht, denn schon bei der Untersuchung hatte ich eine Operation deutlich und bestimmt abgelehnt. Natürlich weiß ich, dass Vorsorge besser als Krebs ist, aber deswegen gleich zu operieren? Es musste eine andere Lösung geben, eine andere Meinung, ein anderer Gynäkologe in einem anderen Hospital, den ich auch nach Anzapfen aller mir zugänglichen Quellen – besonders die persönlichen Erfahrungen meiner Freundinnen und Bekannten waren aufschlussreich – fand. Dieser Arzt verstand meine Bedenken: Jede Narkose ist ein höheres Risiko für MS-Patienten und auch eine Operation bedeutet Stress – ein eventueller Schubauslöser – für meinen Körper. Die Odyssee ging weiter zum nächsten Röntgenarzt, befreundeter und kompetenter Gutachter des neuen Frauenarztes. Bei der Auswertung der aktuellen Aufnahmen endlich die erhofften Worte: »Ich würde jetzt nicht zum Eingriff raten. Kommen Sie in einem halben Jahr nochmal zur Kontrolle.« Ich kam wieder. Zu diesem Zeitpunkt konnte ich den Knoten nicht mehr tasten und auf den Kontrollaufnahmen war keine Veränderung mehr zu sehen. Diesmal hatte ich Glück gehabt, habe hartnäckig nachgefragt und auf mein Gefühl gehört. Von 1993 bis heute habe ich etwa alle zwei Jahre Cortison in allen nur denkbaren Formen und Arten erhalten, mal als ambulante Cortisontabletten-Kur, dann als Stoßtherapie mit drei Infusionen zu 1000 mg oder fünf Spritzen in drei Tagen und vor drei Monaten fünf Infusionen zu je 500 mg. Es ist für mich jedes Mal eine wirkliche Überwindung, ins Krankenhaus zu gehen und darum schiebe ich den Termin immer wieder hinaus, obwohl ich weiß, dass es hilft. Leider erwarten die meisten Krankenhäuser immer noch, dass der Patient am Eingang sein Gehirn abgibt, Gott ergeben zu allem Ja und Amen sagt, nie nachfragt und geduldig auf den Tag der Entlassung wartet. Es ist diese Behandlung als »armer«, »nichtwissender« Patient, die mir so auf die Nerven geht. Ich kenne einige Mitpatienten, die aus diesen Gründen nicht mehr in Kliniken gehen und unter abenteuerlichen Bedingungen die notwendigen Behandlungen zu Hause mit dem Hausarzt durchführen.

Wenn auch die Behandlung im Hospital medizinisch heute fast in allen

Fällen korrekt ist, so könnte der Patient doch etwas mehr beachtet werden. Ein Beispiel vom gerade beendeten stationären Aufenthalt: Die erste Infusion war beendet. Einige Stunden später hatte ich mir durch ungeschicktes Hantieren das Dauerinfusionsbesteck schmerzhaft in die Hand gerammt und restlos ruiniert. Es musste gezogen werden und der Stationsarzt bestand trotz meines Protestes – ich kenne meine Venen – darauf, eine neue Infusionsnadel anzulegen. Schon nach zwei Stunden begann der Arm anzuschwellen, ich bat die Schwestern nachzusehen, warum es so schmerzt. Die vorschnelle Antwort auf mein Klagen war, dass nach einer Cortison-Infusion immer mit einem Anschwellen des Armes zu rechnen sei. Ich wusste, dass diese Antwort Blödsinn war. Nur durch meine – abends verstärkt durch meinen Mann – Hartnäckigkeit kam nach Stunden die Oberärztin, nett und kompetent, um sich meinen Arm anzusehen. Alles war schon entzündet und geschwollen. Ab jetzt bekam ich die Infusionen nur mit Butterfly (das ist eine kleine, dünne Nadel, die zwar täglich gelegt werden muss, bei mir aber die einzige Möglichkeit war). Auch das zwangsweise Bett-an-Bett-Zusammenleben mit wildfremden Menschen und deren Besuch kann fürchterlich belastend werden.

Aber es gibt auch positive Erfahrungen. Bei diesem Aufenthalt im Leverkuserner Klinikum hatte ich glücklicherweise eine sympathische Bettnachbarin. Jeden Abend erzählten wir uns Teile unserer Lebensgeschichten, ich kam mir vor wie in der »Apothekerin«, einem Krimi, den ich kurz vorher gelesen hatte.

Im Frühjahr waren wir, Christiane, zusammen im »Quellenhof« in Bad Wildbad. Ich kannte dieses Haus bereits von einer Tagung der Beiräte der DMSG im Jahr zuvor und fand Gebäude, Konzept und Atmosphäre überzeugend. Nach unseren gemeinsamen fünf Wochen Aufenthalt würde ich, wenn notwendig, jederzeit wieder eine Rehabilitationsmaßnahme dort antreten. Die Krankengymnastik, einzeln oder in der Gruppe, im Wasser oder auf dem Pferd, war ausgezeichnet und die Betreuung immer richtig für mich. Dass ich hinterher doch noch Cortison nehmen musste, lag an meiner falschen Interpretation der Symptome. Besser wäre es umgekehrt gewesen, aber dann hätte ich dich nie kennen gelernt – und dieses Buch wäre so nie geschrieben worden.

Jedes Mal wurde durch die Behandlung mit Cortison zumindest für einige Zeit eine Besserung erzielt. Ich habe mich aber nicht nur auf Cortison verlassen. In den langen, oft schmerzhaften Jahren meiner MS-Karriere habe ich vieles ausprobiert, wovon ich gehört und mir Erleichterung versprochen habe. Die Vorbedingung, dass ich einen Versuch wage, ist für mich nichts zu probieren, was sich nicht wieder rückgängig machen lässt; es muss bezahlbar sein, mich nicht beeinträchtigen oder einengen, und es muss in mein Lebenskonzept passen. Autogenes Training, Naturheilkunde, Ewers Diät, Feldenkrais, Schlingentisch, Homöopathie, Akupunktur, PNF (Proprioreceptive Neuromuskuläre Facilitation), Bobath, Heilpraktiker, Fango, verschiedene Massagen, Atlastherapie, Wassergymnastik, Vojta, Hippotherapie, Entspannungstechniken, Atemtherapie, Cranio-Sacrale Therapie und noch einiges mehr habe ich ausprobiert. Demnächst berichte ich von diesen mehr oder weniger geglückten Versuchen. Einiges mache ich immer noch.

Das letzte Jahrzehnt war ein dauerndes Auf und Ab der MS-Symptome, aber auch die unvermeidbaren Verschleißerscheinungen durch die andauernde Fehlbelastungmachen mir das Leben nicht gerade einfacher. Durch Cortison, gute therapeutische Behandlung, Disziplin, positive Einstellung zur MS, Verständnis und Hilfe meiner Familie und Umgebung sehe ich trotzdem gelassen in die Zukunft.

Bis bald,
Pia

September 1998

Hallo Pia,
bei deinem Lebenslauf habe ich an einigen Stellen ganz schön schlucken müssen: vor allem als du über deine Erfahrungen mit Ärzten, Pflegepersonal, Krankenhäusern und Mitpatienten berichtet hast. Entweder habe ich unendliches Glück gehabt mit meinen Arzt-Erlebnissen oder es liegt daran, dass mir als Krankengymnastin das Feld der Heilberufe vertrauter ist. Negative oder überhebliche Äußerungen von Ärzten habe ich nur einmal erlebt und dann auch sofort die für mich logische Konsequenz daraus gezogen: Ich habe den Arzt gewechselt. Ich habe in Rücksprache

mit meiner Krankenkasse gehandelt, der ich auch den Grund für meinen Wechsel nannte.

Heute – nach 16 Jahren MS-Geschichte – kann ich von den mich behandelnden Ärzten – gleich ob niedergelassen oder Krankenhaus – nur Positives berichten. Ich hatte nie das Gefühl, wie du es formulierst, mein »Gehirn am Eingang abgeben zu müssen«. Im Gegenteil: Ich hatte und habe mich immer als »mündiger Patient« mit Mitspracherecht gefühlt. Dass Cortison mir hilft, weiß ich; aber natürlich fällt es auch mir schwer, immer rechtzeitig ins Krankenhaus zu gehen. Ein Grund ist sicherlich meine Arbeit, ich schiebe es oft hinaus. Die Konsequenz ist dann aber ein längerer Krankenhausaufenthalt und damit ist natürlich auch niemandem geholfen, weder meinen Kolleginnen, die mich vertreten, noch mir. Daher bemühe ich mich jetzt, auf einen möglichen Schub schnell zu reagieren, das heißt: sofort zum Neurologen oder ins Krankenhaus zu gehen. Wichtig ist einfach, den richtigen Neurologen zu haben. Mit richtig meine ich: den niedergelassenen Neurologen, der sich mit MS auskennt, mir nicht irgendeine Behandlung verordnet, sondern mich fragt was ich mir vorstelle, mir ein Mitspracherecht einräumt, und einen Neurologen im Krankenhaus, der mich kennt, da ich immer in das gleiche Haus gehe. Dort kennen die Ärzte meinen Krankheitsverlauf, wissen wie sie auf die Symptome mit welcher Medikation reagieren müssen, wissen, wie ich auf die Medikation reagiere. Ich habe mein Krankenhaus mit den richtigen Ärzten gefunden, zu denen ich großes Vertrauen habe und mich einfach gut behandelt weiß. Hier habe ich ein Mitspracherecht, wenn es um Cortison geht, ob jetzt als Infusion oder in Tablettenform.

Jeder Patient – nicht nur ein MS-Patient – sollte den richtigen Arzt finden. Es dauert manchmal länger, aber es lohnt sich. Man kann sich auch bei den Krankenkassen erkundigen. Ich habe auch mehrere Ärzte aufgesucht, bis ich den für mich optimalen Arzt gefunden hatte. Sicherlich, wenn ich richtig gezählt habe, war ich in den 15 Jahren sechs- bis siebenmal im Krankenhaus und natürlich fand ich es nicht toll, allein schon in Bezug auf meine Kolleginnen. Ich wußte aber auch, dass mir hier mit Cortison geholfen wird. Bis auf einen Krankenhausaufenthalt 1992 haben sich meine Erwartungen und Hoffnungen erfüllt. Probleme mit den Ärzten hatte ich nur in einem Krankenhaus, das habe ich dann auch nie mehr aufgesucht.

Ich denke, es ist ganz wichtig, als MS-Patient immer in das Krankenhaus zu gehen, in dem einen die Ärzte kennen, denen man vertraut und in dem man sich – soweit das möglich ist – wohl fühlt. Denn auch diese Erkenntnis ist wichtig für den Erfolg der Behandlung: habe ich das Gefühl, nicht vernünftig behandelt zu werden und nicht als Mensch, sondern als »die MS von Zimmer XY« gesehen zu werden, dann fehlt mir auch die Compliance, die Bereitschaft, die Behandlung der Ärzte, Krankengymnasten und Ergotherapeuten anzunehmen. Wir als MS-Patienten sollten versuchen ein Mitspracherecht bei der Behandlung zu erreichen, denn wir kennen den Verlauf unserer Erkrankung, kennen unsere Symptome – jedenfalls, wenn der Krankheitsverlauf schon einige Jahre andauert. Dies wird natürlich erleichtert, wenn man immer in das gleiche Krankenhaus zu den gleichen Ärzten geht, zu denen man Vertrauen hat und mit denen man reden kann.

Aber Vertrauen in den Krankenhausarzt ist ein Teil, das Vertrauen in die Behandlung des niedergelassenen Neurologen ist vielleicht noch wichtiger: zu wissen, dass ich hier in »guten Händen« bin. Gerade bei chronischen Erkrankungen ist das Vertrauensverhältnis zwischen Arzt und Patient ganz wichtig. Nur wenn ich zu meinem Arzt Vertrauen habe, kann ich mit ihm über die anfallenden Symptome und die daraus resultierenden Probleme und Schwierigkeiten ausführlich sprechen. Ebenfalls auf einer Vertrauensbasis basieren sollte das Verhältnis zwischen Krankengymnast und Patient. Auch hier kann ich nur eine gute Mitarbeit leisten, wenn ich mich kompetent behandelt fühle; zur Krankengymnastik komme ich noch einmal. Das trifft ebenfalls auf die Ergotherapie zu.

Zu deinen Erfahrungen mit Mitpatienten: Man kann sie sich nicht aussuchen. Ich habe auch genau wie du positive und negative Erfahrungen gemacht. Fast hätte ich auch einmal das Krankenhaus wegen meiner Mitpatientin und ihrer Takt- und Rücksichtslosigkeit verlassen. Geholfen hätte es mir hinsichtlich meiner gesundheitlichen Probleme auf keinen Fall, meiner Psyche wäre es jedoch besser gegangen. Daher habe ich versucht, ihr ein wenig ins Gewissen zu reden – sie war erst 16 oder 17 Jahre – vergebliche Liebesmüh.

Aber du hast Recht: Es gibt viele Übereinstimmungen in unseren Lebensläufen, allerdings auch große Abweichungen hinsichtlich unserer Lebensumstände: Du bist verheiratet und hast Familie – ich konzentriere mich auf Freunde, du engagierst dich in der Deutschen Multiplen Sklerose Gesellschaft, ich bin in keiner Selbsthilfegruppe, du bevorzugst spezielle Behandlungsmethoden, ich habe es mit PNF (spezielle krankengymnastische Behandlungsmethode, siehe Physiotherapie), Atlastherapie, Feldenkrais, Hippotherapie, Yoga und autogenem Training versucht. Die beiden letzteren Behandlungen mache ich privat weiter. Die anderen Methoden habe ich aufgegeben, da ich auf Dauer mit ihnen nicht klargekommen bin, Verschlechterungen auftraten oder hier in meiner Umgebung keine Möglichkeit besteht, sie auszuüben.

Das Thema Freunde hatte ich ja schon in meinem ersten Brief angesprochen. Natürlich hatte ich, als die Diagnose 1988 definitiv feststand, große Schwierigkeiten, damit klarzukommen, zumal auch noch andere Umstände – Trennung von Viktor, Umzug und Arbeitsplatzwechsel – hinzukamen. Aber als nach der Trauer über die krankheitsbedingten Ereignisse die Wut kam, ging es mir so langsam besser. Ich war wütend auf Viktor, schließlich bin ich auf sein Drängen hin umgezogen und habe den Arbeitsplatz wechseln müssen.

Damals habe ich mir geschworen, niemals mehr so leichtgläubig und vertrauensselig zu sein. Also habe ich jede auch nur andeutungsweise auftretende männliche Sympathiebekundung hinterfragt. Heute, mit mehr Abstand, reagiere ich immer noch etwas verhalten, bin aber bereit, eine neue Beziehung, auch wenn sie sicher für beide Seiten nicht ganz einfach sein wird, einzugehen.

Mit der Zeit merkte ich, dass meine Distanz genau wie mein Verhalten zu jungen frisch verliebten Pärchen und jungen Müttern, nur zur Isolation führt. Meine Freunde – ich hatte wieder Kontakt zu alten Freunden aufgenommen, die ich während meiner Zeit in Niedersachsen arg vernachlässigt hatte, habe aber auch neue Freundschaften aufgebaut – brachten zwar viel Verständnis auf, aber lange konnte ich dieses nicht strapazieren. Eine Kollegin hat mir ins Gewissen geredet und mich überredet, in einer hiesigen Szenezeitschrift auf Kontaktanzeigen zu antworten oder auch selbst welche aufzugeben. Letzteres ist einfacher, da man bei der Beantwortung doch einiges von sich einem völlig Unbekannten preisgibt. Das erste Treffen war schon aufregend, gerade weil mir mein Gegenüber sehr sympathisch war. Daraus hat sich aber nichts entwickelt. Es waren immer sehr interessante Gespräche mit netten Männern, die meist über mehrere Stunden gingen, kaum eines unter vier Stunden. Meist mussten wir die Örtlichkeit wechseln, in die Kneipe, den Biergarten oder auch zur nächsten Tanzmöglichkeit. Ich kann mich an »Blinddates« erinnern, die gegen 19.30 Uhr begannen und gegen zwei oder drei Uhr nachts endeten. Wie gesagt, viele interessante Treffs mit netten Männern – aber eine längere Beziehung über zwei Jahre hat sich nur einmal entwickelt. Man muss viele Frösche küssen, um den Prinzen zu finden. Allerdings entwickelten sich auch aus Bekanntschaften Freundschaften, die heute noch bestehen und mir sehr viel bedeuten. Es war schön zu sehen, dass die MS – ich erwähnte sie gleich beim ersten Date im Laufe des Gesprächs – nur in ganz wenigen Fällen zur offenen Ablehnung führte. Langsam wurde mein Selbstbewusstsein wieder aufgebaut, langsam verschwand auch die Unsicherheit, die ich seit der Trennung von Viktor hatte. Ich merkte damals und merke noch heute, dass frau auch mit Behinderung interessant sein kann, dass andere Dinge auf einmal wichtig werden. Ich lernte aber auch genauer hinzusehen, den Augenblick zu genießen.

Bei anfangs noch möglichen Spaziergängen mit meinem Hund sah ich vieles mit anderen Augen: Menschen, Natur, Veränderungen der Jahreszeiten. Ich sammelte Eindrücke, registrierte auch kleine Veränderungen, dabei war ich früher sicherlich nicht unsensibel oder unaufmerksam. Aber ich hatte gelernt, die Krankheit als Chance zu sehen: das Leben, die Menschen und meine Umgebung intensiver wahrzunehmen, aufmerksamer und interessierter zu werden bzw. zu sein. Das Leben hatte auf einmal einen anderen Stellenwert, eine andere Wichtigkeit für mich, meine Prioritäten änderten sich. Für mich wurden Freunde wichtig.

Durch den Umzug von Niedersachsen zurück in meine Heimatstadt sind, wie ich dir schon erzählte, einige Freundschaften auf der Strecke geblieben. Aber auf die, die ich hier wiedergefunden und aufgebaut habe, kann ich zählen. Natürlich sind auch hier einige Freunde eher gute Bekannte, aber es gibt auch ein paar, die wirkliche Freunde sind und auf die ich mich verlassen kann. Sicherlich gibt es auch Momente, in denen ich verzweifelt, ja vielleicht sogar depressiv bin – meine Tränen kennt nur mein Kopfkissen. Diese kurze Phase gönne ich mir aber auch, denke, dass es o. k. ist, einmal für einen kurzen Augenblick diese Gefühle zuzulassen – es darf nur kein Dauerzustand daraus werden. In diesen Momenten wird mir immer klar, was mich von meinen Freundinnen unterscheidet und was mir fehlt: eine eigene Familie. Ich würde lügen, wenn ich sage, ein Partner fehlt mir nicht. Sicherlich wäre es schön, mit einem Partner gemeinsame Unternehmungen zu veranstalten, manchmal über die MS zu reden, über neue Medikamente, eine Rehabilitation. Kino,

Theater, Oper und Musical, aber auch das Tanzen haben einen hohen Stellenwert bei mir. Mit Freundinnen und Freunden auszugehen macht natürlich Spaß, aber mit einem Partner bekommen diese Unternehmungen doch ein ganz anderes Gewicht. Außerdem könnte man dann auch spontane Unternehmungen machen, meine Freundinnen haben eine Familie und sind daher auch anders eingespannt.

Natürlich hätte ich gern eine konstante Beziehung. Liebe, Zärtlichkeit, Verständnis, sicherlich hätte ich auch gerne Kinder gehabt. Aber ich hatte mich 1988 für eine, so hoffte ich damals, erfolgreiche Medikation entschieden und das hieß Verzicht auf Kinder. Zu der damaligen Zeit eine klare Sache.

Also konzentriere ich mich jetzt auf Freunde, suche mir aber auch andere, von ihnen unabhängige Freizeitgestaltungen. Ich gehe gerne mit ihnen aus, wie zu unserem monatlichen Frauenabend, unserem monatlichen Essen oder insMusical. Aber ich unternehme auch selber manches: Theater, meine große Liebe, Opern- und Konzertbesuche, wie ich schon erwähnte. Vor einiger Zeit fragte ich in einer hiesigen Tanzschule nach einem Tanzkurs für Rollstuhlfahrer, der mangels Interessenten nicht zustande kam. Dann bin ich einmal in der Woche auf der Palliativstation (hier liegen nur Krebspatienten) im Krankenhaus, habe mich für einen Yoga-Kurs angemeldet, gehe aber auch zu Lesungen oder Kabarettveranstaltungen. Ich weiß, dass sich hinsichtlich einer Partnerschaft nichts erzwingen lässt, und mit Sicherheit finde ich niemanden, wenn ich krampfhaft danach suche. Als ich zur Rehabilitation im Nordschwarzwald war, habe ich viele nette Mitpatienten getroffen: Wir klönten stundenlang über alles Mögliche. Ich dachte überhaupt nicht daran, jemanden kennen zu lernen und dann passierte es. Auf einmal hatte ich Angst vor meinen Gefühlen. War es richtig, sollte ich sie zulassen, mich darauf einlassen? Tausend Fragen stürmten auf mich ein. Gefühle, die ich längst glaubte, verdrängt zu haben, tauchten wieder auf, wollten an die Oberfläche. Aber dieses Gefühl, begehrt zu werden, war wunderschön. Auch wenn es nur ein paar Tage dauerte, da ich ja bald abreisen musste. Ich genoss es, die Frau in mir lebte auf.

Jetzt bin ich wieder zu Hause und der Alltag hat mich wieder.

Bis demnächst,
Christiane

Oktober 1998

Liebe Christiane,
auf die Idee, eine Kontaktanzeige aufzugeben, wäre ich nie im Leben gekommen, sehr mutig finde ich diese Treffen. Ob du wirklich auf diesem Weg den ersehnten Prinzen findest, muss die Zukunft zeigen, aber so wie ich dich kenne, kommst du auch solo gut zurecht. Behinderung durch MS ist kein Grund für das Scheitern einer Partnerschaft, eher vielleicht deine Enttäuschung durch Viktor und die unbewusste Angst vor einer Wiederholung.

Dieses Wochenende war der reine Horror. Nichts klappte, alles tat mir weh, ich war übellaunig, ungerecht, voller Wut und verteilte meine schlechte Laune auf die ganze Familie. Jetzt tut es mir leid, und ich sollte allen einen lieben Brief schreiben. Stattdessen schreibe ich dir, weil du sicher auch so unerfreuliche Tage und Situationen kennst. Theoretisch weiß ich, dass ich meinen Lieben sagen sollte, dass es mir heute schlecht geht, denn Schmerzen, Unzufriedenheit und Verzweiflung sieht man nicht. Ich will so viel und erreiche so wenig. Überall sehe ich Dinge, die ich gerne regeln möchte, ändern oder ordnen sollte, aber ich schaffe es nicht. An solchen Tagen wäre es besser, ich, oder noch schöner, wir, fahren weg, spazieren, sitzen entspannt im Garten oder versuchen, etwas wirklich Schönes zu unternehmen. Sich einen kleinen Wunsch erfüllen, sich selber etwas Gutes tun, gerade heute, weil alles so trostlos ist. Sei nett zu dir selbst, sage ich mir, hebe meine Laune damit und gewinne etwas Abstand zum täglichen Trott. Meistens ist das alles nicht ganz so dramatisch, und wenn doch, muss man gezielt nach Lösungen suchen. Auch die bittersten Erfahrungen lassen sich mit der nötigen Entfernung positiv und dennoch mit Humor betrachten. Ich will mein Leben trotz und mit MS genießen.

Christiane, ich denke, du verstehst mich, und wenn ich mal wieder richtig sauer bin, erinnere mich an diesen Brief. Nachdem ich das Ganze noch einmal durchgelesen habe, hoffe ich, dass kein Neurologe das liest. Er könnte auf die Idee kommen, ich leide unter unangebrachter Euphorie. Glücklicherweise steht in meiner letzten ärztlichen Beurteilung ich sei o. k. und habe eine realitätsnahe und handlungsorientierte Krankheitsverarbeitung.

Vorhin habe ich die folgenden zwei Listen aufgestellt, und wenn ich genügend Mut hätte, würde ich sie einmal meiner näheren Umgebung vorlesen.

Liste 1: Sensibilitätsstörungen – Eine Auswahl

- Eine unsichtbare Ameise läuft langsam vom kleinen Finger über die Handunterseite den Arm hinauf.
- Blitze erscheinen vor meinen Augen.
- Mein ganzer Körper ist wie mit Watte oder Blech umhüllt.
- Ein Dolch bohrt sich in mein Ohrläppchen, dreht sich langsam und schmerzhaft, verschwindet, und kommt immer mal wieder, wie ein Blitz aus heiterem Himmel. Dieser »Dolch« kann auch in anderen Körperteilen erscheinen und dort ein unkontrolliertes Zucken auslösen.
- Samt oder Leinen, alles fasst sich gleich an.
- Unter der Fußsohle ist eine Eisenplatte festgenagelt.
- Die geringste Berührung löst einen Stromschlag im ganzen Körper aus oder nur auf einer Seite.
- Ich sehe, wie eine Fliege über mein Bein krabbelt, aber ich fühle sie nicht.
- Eine Ameisenarmee marschiert zügig vom linken Fuß hoch bis zum Bauchnabel, auf der anderen Körperhälfte wieder hinab, überspringt den Raum zwischen den Füßen und beginnt von vorne; mal langsam, mal eilig, heftig oder dezent, minuten-, stunden-, tage-, manchmal wochenlang.
- Füße wie Eisklötze, trotzdem fühlen sie sich äußerlich warm an, oder sie brennen heiß und sind kalt.
- Etwas tritt mich in den Bauch.
- Wasser, lauwarm, eiskalt oder glühend heiß, läuft in unterschiedlichen Geschwindigkeiten den ganzen Körper oder nur Körperteile hinab.
- Schwarze Punkte, unterschiedlich geformt, verschiedene Mengen, laufen mit den Augenbewegungen mit.

Plötzlich bei der Küchenarbeit wird alles rot, ein tiefer Schnitt in der Hand, und ich habe es nicht bemerkt.

Liste 2: Laufgefühle

- Ich bewege mich wie
- gegen einen reißenden Strom oder Sturm.
- in zähem Schlamm.
- mit Bleigewichten an den Füßen.
- auf meterhohen Stelzen.
- im Treibsand.
- auf Schmierseife.
- auf extremer Buckelpiste.
- auf Rollschuhen.
- betrunken.

Es zieht mich von den Beinen, die Glieder sind im Schraubstock fixiert und jeden Tag ist es anders und doch immer gleich.

Nur Betroffene wissen um diese oder ähnliche körperliche Empfindungen. Nie sind sie alle auf einmal spürbar, aber jedes Mal, wenn eine Missempfindung sich nach langer Zeit wieder meldet, geht mir das ziemlich aufs Gemüt und an die Nerven, so wie heute.

Dazu kommt auch die Unsicherheit, nie zu wissen, ob der Zustand heute der Anfang oder das Ende dieses Gefühles ist. Und: ist das nun wirklich eine durch MS verursachte Empfindung oder soll ich besser doch zum Hausarzt gehen und eine gründliche Abklärung verlangen. Immer wieder sind in den langen Jahren ganz normale Krankheiten irrtümlich als durch MS verursacht diagnostiziert und darum nicht richtig behandelt worden oder umgekehrt. Ich kann nie sagen, wie es mir wirklich geht, deshalb antworte ich oft auf diese Frage mit »gut« oder »es geht so«, denn beschreiben kann und will ich das nicht jedes Mal.

Zwei Gedichte von Erich Kästner lege ich dir bei. Sie sind sehr wichtig für mich und helfen, die Proportionen wieder zurechtzurücken. Welch ein Trost, auch Gesunden geht es nicht immer gut.

Keiner blickt dir hinter das Gesicht
(Fassung für Beherzte)

Niemand weiß, wie arm du bist
Deine Nachbarn haben selbst zu klagen.
Und sie haben keine Zeit zu fragen,
wie denn dir zumute ist.
Außerdem, – würdest du es ihnen sagen?

Lächelnd legst du Leid und Last
um sie nicht zu sehen, auf den Rücken.
Doch sie drücken, und du musst dich bücken,
bis du ausgelächelt hast.
Und das Beste wären ein Paar Krücken.

Manchmal schaut dich einer an,
bis du glaubst, dass er dich trösten werde.
Doch dann senkt er seinen Kopf zur Erde,
weil er dich nicht trösten kann.
Und läuft weiter mit der großen Herde.

Sei trotzdem kein Pessimist,
sondern lächle wenn man mit dir spricht.
Keiner blickt dir hinter das Gesicht.
Keiner weiß, wie arm du bist ...
(Und zumGlück weißt du es selber nicht.)

Keiner blickt dir hinter das Gesicht
(Fassung für Kleinmütige)

Niemand weiß, wie reich du bist ...
Freilich mein ich keine Wertpapiere,
keine Villen, Autos und Klaviere
und was sonst sehr teuer ist,
wenn ich hier von Reichtum referiere.

Nicht den Reichtum, den man sieht
und versteuert, will ich jetzt empfehlen.
Es gibt Werte, die kann keiner zählen,
selbst wenn er die Wurzel zieht.
Und kein Dieb kann diesen Reichtum stehlen.

Die Geduld ist so ein Schatz,
oder der Humor und auch die Güte
und das ganze übrige Gemüte.
Denn im Herzen ist viel Platz,
und es ist wie eine Wundertüte.

Arm ist nur, wer ganz vergißt,
welchen Reichtum das Gefühl verspricht.
Keiner blickt dir hinter das Gesicht.
Keiner weiß wie reich Du bist ...
(Und du weißt es manchmal selber nicht.)

© Atrium Verlag, Zürich und Thomas Kästner

Jetzt gehe ich ins Bett. Schlafe gut, liebe Grüße
Deine Pia

November 1998

Hallo Pia,
während der 6 Wochen Anschlussheilbehandlung (A-H-B) habe ich viele neue Eindrücke bekommen, insbesondere das Thema Rollstuhl hat mich beschäftigt. Es gab Patienten, die ganz locker, fast elegant, ja fast eine Einheit mit ihm bildend, mit ihm umgingen, so dass der Rollstuhl so gut wie nicht auffiel. Demgegenüber aber auch Patienten, die vom Rollstuhl beherrscht wurden, sich regelrecht »hängen« ließen. Dies hat mich

noch mehr in meinem Wunsch bestärkt: ich will, dass ich den Rollstuhl beherrsche, nicht er mich.

Daher hatte das Rollstuhltraining im Quellenhof neben der Krankengymnastik oberste Priorität für mich. Aber das hieß auch, dass ich einen Leicht-Lauf-Rollstuhl brauchte, denn meiner, den ich vor 4 Jahren bekam, war viel zu schwer dafür, mit ihm klappte das Rolli-Training überhaupt nicht. Mit einem Aktiv-Rollstuhl komme ich viel besser über Bordsteinkanten und kleinere Hindernisse, kann mich aber auch viel leichter und lockerer in und mit ihm bewegen. Ich brauche ihn, um mir viele Wege zu erleichtern. Ansonsten benutze ich den Rollator. Mein Selbstbewusstsein, meine Akzeptanz hinsichtlich des Rollstuhls ist gewachsen. Ich habe keine Schwierigkeiten im schicken Sommerkleid mit Hut im Rollstuhl zu sitzen; »man sah gar nicht den Rollstuhl, sondern nur den Sonnenhut «, so äußerte sich eine Bekannte über mein Erscheinungsbild.

Du siehst Pia: Meine Einstellung zum Rollstuhl hat sich geändert. Ich sehe ihn als Helfer und nicht als Schreckgespenst.Wenn mir dieWege zu lang sind, setze ich mich hinein und rolle durch die Stadt, aber ich weiß, dass ich jederzeit aufstehen kann, um zu laufen. Diese Erkenntnis ist wichtig. Daran merke ich auch, dass der Quellenhof mir bei meinem Umgang mit der MS und dem Hilfsmittel Rollstuhl geholfen hat. Ich bin in den 15 Jahren meiner MS-Geschichte sicherlich ganz gut mit meiner Krankheit umgegangen, aber den Gedanken an den öffentlichen Umgang mit dem Rollstuhl habe ich immer weit von mir geschoben. Es lag mit Sicherheit auch an diesem fürchterlichen Faltrollstuhl, mit dem ich mich nur ungern habe sehen lassen, aber jetzt mit dem neuen leichten Küschall ist das eine ganz andere Sache. Dass ich damit so gut klarkomme, habe ich nicht nur dem ausgezeichneten Rolli-Training von Frau Schmidt im Quellenhof zu verdanken, sondern auch einem Mitpatienten, der immer hinter mir saß, wenn ich mit seinem Sopur geübt habe. Dabei habe ich richtig Lust bekommen auf einen vernünftigen Aktiv-Rollstuhl. Mit ihm wären die Ausflüge mit meiner Freundin Sabine noch viel einfacher gewesen. Wir hatten aber auch so viel Spaß.

Die Akzeptanz, die ich hier von Sabine und ihrer Schwester bei unseren Unternehmungen erlebt habe, erhoffte ich mir auch damals von meiner Familie, Freunden und meinen Kollegen sowie Patienten. Jetzt habe ich den leichten Rollstuhl. Sabine und ich waren der Meinung er müsste auch einen passenden Namen haben. So kamen wir auf »Beam me up,

Scotty«. Kurzform: Scotty. Zurzeit hoffe ich auf trockenes Wetter, damit ich mit dem Rollstuhl in die Stadt kann. Außerdem hatte ich gehofft, ihn ins Auto hinter den Beifahrersitz stellen zu können. Dann hätte ich nämlich spontan entscheiden können, ob ich den Rollator oder den Rollstuhl benutzen will. Das erste Mal mit Rollstuhl in meiner Heimatstadt unterwegs zu sein, wird sicherlich noch merkwürdiger als damals mit dem Rollator.

Scotty passt leider nicht hinter den Beifahrersitz. Also muss ich immer erst überlegen, ob ich Rollator oder Rollstuhl benutzen will. Jetzt habe ich Scotty in die Garage gestellt, so kann ich ihn bei Bedarf schnell gegen den Rollator austauschen. Das Wetter spielt nicht mit, sonst hätte ich ja schon mit Scotty in der Stadt eine Jungfernfahrt machen können. Noch rede ich ganz locker darüber, mal sehen wann ich meine erste Fahrt machen werde.

Die Cranger Kirmes. Freunde und ich fuhren nachmittags – angenehme Temperaturen, keine Hitze – mit dem Wagen zur Kirmes und fanden auch noch einen günstigen Parkplatz. Also Scotty raus, aufgestellt, alles Notwendige verstaut, Radfahrerhandschuhe angezogen und los ging es. Da noch nicht viele Besucher unterwegs waren, gestaltete sich der Kirmesbesuch sehr angenehm. Ich konnte meine Umgebung genießen. Bei Bedarf, an einigen Ständen, stieg ich aus, ansonsten bin ich mit Scotty gefahren oder – wenn ich mir etwas zu essen gekauft hatte – haben mich zwei Freundinnen geschoben. Im Anschluss – wieder zu Hause – war ich überhaupt nicht geschafft, sondern immer noch fit. Bildete ich es mir ein, oder lief ich wirklich besser? Jedenfalls war es ein wunderschöner Nachmittag, den ich in vollen Zügen genoss. Ganz im Gegensatz zu meinem letzten Kirmesbesuch vor 4 Jahren. Jetzt weiß ich, wie ich solche Veranstaltungen genießen kann. Mittlerweile setze ich Scotty immer wieder zwischendurch ein, wenn ich längere Wege vor mir habe, die mir mit dem Rollator zu anstrengend sind. Allerdings ist es ganz schön schwierig mit dem Rollstuhl über Kopfsteinpflaster zu rollen. Ich denke Mütter werden mir zustimmen, jedenfalls bestätigten mir diese Erfahrung Freundinnen mit Kleinkindern im Kinderwagen. Kinder und Behinderte werden bei der Planung von Kopfsteinpflasterstraßen einfach übergangen.

Pia, neulich haben meine Cousine und ich uns amüsiert. Wir waren mit Scotty im Wald spazieren. Ich hatte dabei mein Patenkind auf dem Schoß. Sie war zu dem Zeitpunkt gerade 10 Wochen alt. Die Gesichter der uns Entgegenkommenden waren köstlich anzusehen. Uns jedoch hat es enormen Spaß gemacht, und meinem Patenkind auch, jedenfalls hat sie nur ganz wenig geknöttert.

Diese Erlebnisse, die ich bei meinen privaten Unternehmungen gesammelt habe, passen zu den Erfahrungen im beruflichen Bereich: Erinnerst du dich noch an unser Gespräch im Quellenhof über einen Rollstuhl am Arbeitsplatz? Damals habe ich mich dagegen ausgesprochen. Heute, nachdem ich entdeckt habe um wie viel fitter ich bin, wenn ich bestimmte Wege mit Scotty zurücklege, überlege ich ernsthaft, ob ich mir im Krankenhaus die Wege nicht erleichtern sollte. Mit einer Kollegin hatte ich vorab darüber gesprochen und sie riet mir dazu. Zuerst sprach ich mit unserer Mitarbeitervertreterin: Ich brauchte eine ärztliche Verordnung, die sie im Personalbüro abgegeben hat. Dann musste ich einen Kostenvoranschlag über einen adäquaten Rollstuhl einreichen. Das Geschäft, zu dem ich ging, hat mir einen Rollstuhl solange zur Verfügung gestellt bis mein eigener – der Kostenvoranschlag liegt jetzt bei der zuständigen Hauptfürsorgestelle – genehmigt ist bzw. bereitsteht. Den ich jetzt probeweise habe, ist der gleiche, den ich beantragt habe. Er ist von Dupont, Modell »Allegro«. Er ist so leicht und handlich, dass es ein richtiges Vergnügen ist und Spaß macht damit zu fahren und natürlich auch – zum Entsetzen und Schrecken meiner Kolleginnen – zu kippen. Im Moment genieße ich die Erleichterung, die er mir im beruflichen Alltag bietet. Die Resonanz – da hatte ich ja erst leichte Bedenken hinsichtlich Mitarbeiter und Patienten – war nach den ersten erstaunten Blicken sehr positiv. Die Kommentare der Patienten gingen von: »Keine Lust zu laufen?« bis »Ist die Schnelligkeit eigentlich vom TÜV abgenommen?«, »Der sieht ja gar nicht nach Rollstuhl aus?« oder »Der rote Porsche kommt«. Das sind Äußerungen, mit denen ich besser klarkomme, als wenn man hinter meinem Rücken tuschelt.

Das Erstaunen, wenn ich aufstehe und laufe, ist bei Patienten und Kollegen, die mich nicht kennen, schon unübersehbar. Auf der Station fragte man mich, ob wir Krankengymnasten uns jetzt so die Wege erleichtern wollten? Aber als ich meinte das wäre zu meiner Arbeitserleichterung, kam der erstaunte Kommentar, dass ich doch in der Lage sei zu laufen. Also wieder das Vorurteil, dass nur diejenigen im Rollstuhl sitzen, die fest an ihn gebunden sind. Da war natürlich eine genaue Erklärung notwendig: Erleichterung der Wege, wieder Einsatzmöglichkeit auf der Station, weniger Anstrengung für mich, aber mehr Einsatz für und bei den Patienten, da ich mit meinen Kräften besser haushalten kann. Rückblikkend – seit einigen Wochen habe ich jetzt meinen »Leihrolli« im Krankenhaus – kann ich sagen, dass es geklappt hat. Die Akzeptanz von Patienten und Kollegen ist da. Unsere Masseurin fährt nachmittags einfach so mit dem Rollstuhl über die Abteilung, und meinen Rollator leihen sich meine Kollegen manchmal für Patienten aus. Wie man sich allerdings mit einem Rollstuhlfahrer unterhält, wissen selbst meine Kollegen nicht, denn sie bleiben immer stehen und gehen selten in die Hocke, um auf Augenhöhe zu sein. Für den Rollstuhlfahrer ist es ganz schön anstrengend immer den Kopf in den Nacken zu legen, um den Gesprächspartner (=Fußgänger) anzusehen.

Der Rollstuhl ist schon sehr erleichternd, vor allem bei diesen hohen Temperaturen, die wir zwar nur kurz hatten, die aber für mich schon äußerst unangenehm waren, da sie sich immer sofort auf meine Gehfähigkeit auswirken. Am Ende meines vierstündigen Arbeitstages bin ich nicht so geschafft wie früher, als ich die ganze Zeit gelaufen bin und dabei sehr unsicher und ataktisch auf den Beinen war. Aber ich sehe natürlich auch, dass meine Belastbarkeit hinsichtlich des Laufens geringer geworden ist. Ich neige zwar nicht zu dem »Fatigue-Syndrom« (Ermüdungserscheinung), jedenfalls nicht so, dass ich mich nur noch schlafen legen möchte. Es ist eher so, dass ich mich zwingen muss, mich mittags hinzulegen, weil meine Beine von der Belastung, die sie während meines Jobs zu leisten haben, eine Pause brauchen. Du siehst, ich merke die Ermüdung eher muskulär, d. h. dass ich geistig fit bin, aber meine Muskeln streiken – jedenfalls hinsichtlich des Laufens. Diese Schwierigkeiten habe ich auch, wenn ich mittags eine warme Mahlzeit oder ein sehr heißes Getränk zu mir nehme; deshalb habe ich mir ja auch im Quellenhof mittags immer einen Salat bestellt. Dieses Hinlegen habe ich neulich sehr vermisst, denn nach meiner Arbeit bin ich im Krankenhaus geblieben und habe mich ausgeruht, da ich anschließend zu meinem Neurologen musste. Hier angekommen sah ich allerdings aus wie eine Tomate, da die Hitze den Wagen fürchterlich aufgeheizt und mich die Fahrt im Auto bei den hohen Temperaturen mal wieder ganz schön geschafft hatte. Ich war froh, als ich zu Hause ankam und mich hinlegen konnte.

Pia, heute ist das eingetreten was ich mir erhofft habe: Einer unserer Patienten hat mich gefragt, was für einen Typ Rollstuhl ich habe. Seiner sei zu schwer, um ihn die Treppe herunterzutragen, daher möchte er gerne einen leichteren haben, um sich bei Bedarf in diesen zu setzen und sich so die Wege zu erleichtern. Er hat sich x-mal entschuldigt, dabei wollte ich für meine Patienten auch Ansprechpartnerin für Fragen hinsichtlich Leichtlaufrollstühlen werden. Warum sollen die Patienten nicht von meinem Handicap profitieren? Es hat auch lange gedauert, bis er mir diese Frage gestellt hat; beobachtet hat er mich schon länger. Aber bei mir hat es ja auch lang genug gedauert und sicherlich war auch der Aufenthalt im Quellenhof notwendig, um mich für einen Rollstuhl am Arbeitsplatz zu entscheiden.

Die Genehmigung für die Rollstuhlfinanzierung ist da. Ich war zur Rollstuhlanpassung, aber im Grunde war ja alles klar, doch vorsichtshalber sind wir noch einmal alle notwendigen Punkte durchgegangen: Speichenschutz, höhenverstellbare Griffe, niedrigere Rückenlehne als ich sie jetzt habe: nur dreißig Zentimeter ist sie hoch, schließlich sollen meine Rückenmuskeln ja noch arbeiten. In etwa fünf Wochen soll der Rollstuhl kommen. Die Bestellung ging noch am gleichen Tag raus. Der Rollstuhl am Arbeitsplatz ist eine sehr große Hilfe, viel häufiger sollte bedacht werden, ob dadurch nicht eine allzu frühe Berentung verhindert werden könnte. Beratung geben die Hauptfürsorgestellen.

Zum Einsatz des richtigen Hilfsmittels werde ich mich noch äußern. Aus eigener Erfahrung weiß ich, dass der Einsatz von Hilfsmitteln sehr weit in den Hintergrund geschoben wird: lieber bin ich schwankend und unsicher gelaufen und dadurch viel gestolpert mit der Folge, dass ich auch regelmäßig die Erde geküsst habe. Aber trotzdem habe ich mich einfach nicht überwinden können, einen Rollator zur Hilfe zu nehmen: wie sieht denn das aus, mit 30 Jahren eine Gehhilfe zu benutzen?

Nachdem ich seit zwei Jahren einen Rollator habe, ihn auch seit meinem Rehabilitationsaufenthalt zum Einkaufen benutzte, weiß ich wie dumm es war, ihn nicht schon eher benutzt zu haben. Ich hätte viel häufiger im Sommer kurze Röcke tragen können, da meine Knie nicht so zerschunden gewesen wären. Aber meine Eitelkeit war ja größer, vor allem der Gedanke: Was sagen denn die Leute, bin ich denn dann überhaupt noch attraktiv? – Was denken denn die Leute wenn ich schwankend durch die Gegend laufe, diese Frage war nicht so wichtig wie die erste. Heute sage ich mir: Blödsinn, Attraktivität ist nicht allein abhängig von Gesundheit, sondern auch davon, wie selbstsicher bzw. selbstbewusst man sich mit und in dem Hilfsmittel bewegt. Auf die Einstellung kommt es an, darin unterscheidet sich ein Behinderter nicht von einem Gesunden. Sicherlich war es ein langer Lernprozess, bis ich gemerkt habe, dass ich auch mit Hilfsmittel wirken kann. Probleme haben damit jetzt höchstens noch die anderen.

Hier – in meiner Heimatstadt – gehören aber mittlerweile auch zwei junge Frauen im Rollstuhl zum gewohnten Anblick, aber es sind leider noch zu wenige, als dass sich das Bewusstsein hinsichtlich der Bedürfnisse von Rollstuhlfahrern ändern würde. Wir Rollstuhlfahrer müssen auf die Nicht-Rollstuhlfahrer zugehen, leider ist es nicht umgekehrt. Ich glaube, dass viele sich nicht trauen, sich mit ihrer Behinderung in der Öffentlichkeit zu bewegen. Es ist wichtig, dass sich Menschen mit einem Handicap auch in der Öffentlichkeit sehen lassen, nur dann kann sich das Bewusstsein für Behinderung und Behinderte in der Öffentlichkeit verändern.

Bis jetzt habe ich eigentlich nur positive Erfahrungen mit der Wirkung meines Rollators auf meine Mitmenschen gemacht. Nun jedoch habe ich gemerkt, dass es auch andere Reaktionen geben kann: Ich bin zu einer »Fontane-Matinee« gefahren und habe mich in dem Museum, in dem die Lesung stattfand, natürlich mit dem Rollator bewegt. Die Reaktionen hättest du mal sehen sollen: Es hat nur noch gefehlt, dass ich gefragt hätte, ob ich mich mit dem Rollator dort aufhalten dürfte. Die schiefen Blicke – als ich mich in die Schlange an der Kasse eingeordnet habe, aber auch die Blicke, als ich von der Behindertentoilette kam, waren schon sehr beredsam. Aber ich habe ja auch den »Fehler« gemacht, mich schick anzuziehen und einige Schritte ohne Rollator zu gehen. Anscheinend muss man sich in solch einer Situation so verhalten wie sich Nicht-Behinderte Behinderte vorstellen: hilflos und unattraktiv. Sonst vermittelt man eher den Eindruck, dass man nur simuliert; ganz schön armselig dieses Verhalten. Diese Reaktionen waren für mich sehr befremdlich, da ich so etwas überhaupt nicht kannte und kenne, denn in meiner Heimatstadt habe ich diese Schwierigkeiten, wenn ich mit dem Rollator unterwegs bin, nicht. Es ist eher das Gegenteil der Fall: Die Menschen im Supermarkt, in der Stadt oder bei Veranstaltungen sind sehr freundlich und hilfsbereit.

Auch während meines Norderney-Urlaubs bin ich auf keinerlei Ressentiments gestoßen. Hier habe ich ebenfalls nur unaufdringliche Hilfsbereitschaft erlebt. Na, ich war gespannt was mich in Holland, meinem nächsten Urlaubsziel, erwartete. Der Aufenthalt dort war ebenfalls sehr schön. Es kamen keine merkwürdigen Blicke auf, es gab keine Bemerkungen, wenn ich Scotty verließ, um mich in einen Stuhl zu setzen. Die Wege waren auch für meine Freundinnen, mit denen ich dort Urlaub gemacht habe, kein Problem, wenn sie mich schieben mußten: entweder asphaltierte Wege, Kopfsteinpflaster, das keine Probleme bereitete und auch gut zu rollende »Muschelwege«. Es gab für unser Urlaubsgebiet auch einen kulinarischen Führer, der Restaurants als behindertengerecht auswies. Anscheinend geht das Ausland wirklich mit Behinderungen anders um. Hier sieht man viel häufiger Gehbehinderte und Rollstuhlfahrer als in Deutschland. Auch die Restaurants z.B. haben sich auf gehbehinderte Gäste eingestellt: in Form von stufenlosen Eingängen und Behindertentoiletten.

Gerade habe ich gelesen, dass ein renoviertes Cafe in meiner Heimatstadt auf seine behindertengerechte Ausstattung per Anzeige hinwies. Das Restaurant habe ich mit einer Bekannten sofort ausprobiert. Der Nachteil ist, dass die Behindertentoilette in der zweiten Etage und nur über einen Aufzug erreichbar ist, die Bedienung allerdings ist sehr freundlich und hilfsbereit. Ein erster Versuch, die Bedürfnisse Behinderter im öffentlichen Leben zu berücksichtigen.

So, jetzt habe ich dir alles über meine größtenteils positiven Erfahrungen mit den Hilfsmitteln Rollator und Rollstuhl erzählt. Bis bald,

Christiane

Januar 1999

Liebe Christiane,
so mobil und unternehmungslustig wie du mit Scotty jetzt bist, fühle ich mich auch mit meinen rollenden Untersätzen. In Kliniken, Rehas und bei ähnlichen Gelegenheiten sieht man die unterschiedlichsten Bewältigungsstrategien und hat auch Gelegenheit mal was Neues auszuprobieren.

Gestern fand ich in der Zeitung eine kleine Meldung: Die 50-jährige Tochter des ehemaligen Ministers Hans-JürgenWischnewski wurde laut Polizeibericht auf ihren eigenen Wunsch von ihrem Ehemann durch einen Messerstich ins Herz getötet. Danach erschoss er sich. Als Motiv wird die langjährige MS-Erkrankung der Frau genannt. Das ist die dramatischste aller nur möglichen Reaktionen auf Krankheit überhaupt. Es gibt viele andere Varianten:

- Ehen gehen zu Bruch.
- Kinder schämen sich, weil ihre Mutter oder ihr Vater in der Öffentlichkeit mit dem Rollstuhl fahren.
- Der Griff zur Flasche ist fast eine alltägliche Reaktion.
- Normal begabte Kinder werden plötzlich zu Schulversagern oder flippen völlig aus, verlassen die Familie oder Schlimmeres.
- Der Ehemann erklärt seiner erst kürzlich erkrankten Frau, die noch kilometerweite Spaziergänge mit ihm unternimmt, dass er den Rollstuhl nie schieben wird. Dafür könne sie sich jemand anderen suchen.
- Alle kümmern sich um das behinderte Familienmitglied, bis zur völligen Entmündigung des Patienten.
- Eine MS-Betroffene lässt sich scheiden, geht ins Pflegeheim, verkuppelt ihren Ex mit ihrer Freundin, nur um nicht zur Last zu fallen.
- Familienangehörige pflegen aufopfernd bis zum körperlichen und seelischen Zusammenbruch ihre MS-kranken Angehörigen. Dann sind alle gemeinsam krank.
- Die Familie redet über alles, aber nie über ihr größtes, gemeinsames Problem, die MS.

All das und noch mehr höre ich immer wieder in unterschiedlichen Variationen bei Gesprächen und Beratungen. So krass sind selbstverständlich nicht alle Familien, aber immer wieder erscheint ein Teil dieser Probleme. Was ist so schwierig an der doch wertvollen Einrichtung Ehe und Familie? Ein harmonisches Zusammenleben besonders mit chronisch Kranken ist mehr als Glücksache. Alle sollten sich der Tatsache bewusst werden, dass nicht nur der Patient MS hat, sondern die ganze Familie betroffen ist. Dann müssen alle Familienmitglieder zusammen ohne falsche Rücksichtnahme darüber reden und praktische Lösungsversuche finden. Ich weiß, das ist weder einfach noch leicht und bestimmt nicht selbstverständlich. Etwas psychologische Hilfestellung ist dafür in manchen Situationen nützlich, wobei ich nicht unbedingt zu einem Therapeuten rate. Es hilft auch, sich ein wenig mit dieser Materie zu befassen. Wichtig war und ist für mich immer wieder, meine eigene Beziehung zu meiner Umgebung herauszufinden. Ist die Situation, so wie sie ist, richtig oder muss und kann ich selbst etwas ändern? Sprich mit den anderen und über dich selbst, gerade die Menschen, die dir am wichtigsten sind, müssen wissen, wie es dir geht, nicht täglich, aber ab und zu, ohne Dramatik, aber ernsthaft. Und mache dir selbst klar, was MS im allerschlimmsten Fall bedeutet. Schau genau hin und versuche, dich realistisch einzuschätzen. Vermeide Verschlimmerungen durch Überanstrengungen. Sei nett zu dir selbst. Versuche auch mal etwas Neues, ganz was anderes, aber nichts Schädliches. Mach' dir selbst eine Freude und anderen auch. Du musst nicht alles können; morgen ist auch noch ein Tag, sei mal richtig faul und genieße. Und dann versuche zu sagen: »Ja, ich habe Multiple Sklerose«, denn heilen, verdrängen oder negieren kann man sie nicht. Ich glaube, nur wer ganz bewusst ja sagt, kann mit dieser Krankheit leben. Jammern hilft auch wenig, die meisten Menschen hören sich das einmal, höchstens zweimal an und dann haben sie keine Zeit mehr für dich. Bücher über diese Themen sind reichlich auf dem Markt und nicht alle finde ich empfehlenswert. Und jetzt höre ich aber auf mit den so gut gemeinten Ratschlägen, die eigentlich niemand so richtig hören will und die doch irgendwann einmal gesagt werden müssen und immer ungehört verhallen. MS zu haben, ist keine Schande und nichts, was man vor der eigenen Familie, vor Verwandten oder Nachbarn verstecken muss und kann. Auf diese Offenheit haben besonders die Schwächsten im Familienverband ein Recht. Kinder sind unendlich sensibel und registrieren unbewusst jede Veränderung. Wir haben uns bemüht, unseren Kindern von Anfang an zu zeigen, dass ihre Mutter vieles nicht kann.

Mir war klar, dass ich einmal über meine Familie und MS schreiben würde. Aber ich habe nicht geahnt, wie schwer es ist, und dass ich so ungern darüber schreiben würde. Meine Familie: Drei Menschen, um die sich meine kleine Welt dreht. Ich liebe alle gleich und oft frage ich mich, besonders nach so unglücklichen Familienbeschreibungen aus der Beratungspraxis, wieso ich das Glück habe, eine so tolle Familie zu haben. Harmonie alleine bringt kein intaktes Familienleben. Wichtig sind Diskussionen, eigene Standpunkte erklären, den anderen zuhören und vor allen Dingen miteinander reden; Zuwendung, Vertrauen und Zeit lassen und geben, damit die Dinge reifen können, aus eigenen und anderen Fehlern lernen. Aber das ist die Theorie und in der Praxis ist alles spontaner, das meiste geht nicht so gradlinig. Klaus, mein eher schweigsamer Mann und Gefährte seit über 25 Jahren, findet, ich rede zu viel, und meine Töchter sagen dann auch öfter mal im Chor: »Mama, das hast du schon gesagt.« Aber ganz falsch scheint diese Art des Miteinanders nicht zu sein. Lange Zeit war ich mit der Frage beschäftigt, wieso gerade ich erkrankt bin. Diese Frage stellt sich bei solch einem Schicksalsschlag wohl jeder, aber es gibt keine Antwort darauf. Vielleicht habe ich nach der Diagnose den für mich richtigen Vorsatz gefunden. Damals schwor ich mir, dass ich meine beiden Kleinen selber großziehe. Unbewusst wurde MS zur Herausforderung, ich zog dagegen in den Kampf und kämpfe weiter. Damit meine ich, das Leben mit MS irgendwie in den Griff zu bekommen, danach zu leben. Für mich und meine Familie tragfähige Lösungen für all die Alltagsprobleme zu finden und testen. Doch da ist sie wieder, die Theorie.

Zurück zur Praxis. Für mich war das Reiten, wie du weißt, immer ein Wunsch, doch nach einiger Zeit musste und wollte ich diesen Traum schweren Herzens aufgeben. Nach dem alten Motto, dass Eltern ihren Kindern ermöglichen, was sie selbst nicht haben konnten, lernten meine Töchter reiten, hatten Spaß daran und blieben dabei. Meine allerschönsten Reiterinnerungen sind Ausritte in die Natur und genau das plante vor zehn Jahren meine Familie: Reiterferien in Island für Vater und Töchter. Mir war sofort klar, dass ich da nicht mitkann. Ich muss neiderfüllt zu Hause bleiben, nur an den Vorbereitungen kann ich mich beteiligen. Seitdem reisen sie alle zwei Jahre dorthin, mal mit meinem Patensohn, mal mit Freunden aus dem Reitstall. Zu gerne würde ich mitfahren, würde aber weder mir noch der Gruppe damit eine Freude bereiten. Manchmal ist es sehr warm, dann eiskalt, Schnee, Regen oder Sonne, den ganzen Tag auf den Isländerpferden, Gemeinschaftsquartiere mit fließendem Wasser im Freien. Das ist hochromantisch, aber nichts für Patienten mit dem dringenden Wunsch, die MS auf einem erträglichen Stand zu halten. Mein Beitrag zum Familienleben ist, dass ich zu Hause bleibe. Das hat nichts mit aufopfern zu tun. Ich will, dass es allen gut geht, jeder nach seinen Bedürfnissen leben kann, es bleibt noch genug Zeit für andere gemeinsame Aktivitäten.

Früher saß ich oft weinend in der Küche, unfähig vor Überanstrengung weiter zu machen und unglücklich, wenn mein Mann mir die Arbeit dann abnahm. Meine Aufgaben wollte ich selber erledigen, nicht nutzlos in der Ecke sitzen. Diese Gefühle kennt bestimmt jeder, der schon einmal in dieser oder einer ähnlichen Situation war. Die Depression ist da ganz nah und nur durch einen anschaulichen Vergleich lernte ich meine dumme Einstellung zu korrigieren. Hilfe in alltäglichen Situationen ist ein Geschenk. Das nehme ich gerne an und lasse mich verwöhnen. Auch wenn die Durchführung nicht immer meiner Vorstellung entspricht, ich muss es nicht unbedingt selber machen. Dafür habe ich Zeit zum Ausruhen, für die Gesundheit oder etwas anderes, was ich gerne und ohne Anstrengung machen kann.

Zur Familie gehören nicht nur wir vier, da sind noch Mütter, Tanten und Onkel und die übrige Verwandtschaft. Besonders das Thema Mütter ist eine unendliche Geschichte. Oft habe ich das Gefühl, Mütter von MS-Patientinnen fühlen sich schuldig an der Krankheit ihrer Kinder, speziell der Töchter. Dadurch entsteht ein Klima der Sprachlosigkeit und des Verdrängens. Keiner will den anderen verletzen, aber dadurch wird alles nur noch schlimmer. Das Wort MS wird zumTabu. Wer bin ich, dass ich in dieser Situation Ratschläge geben könnte? Das kann und werde ich nicht, aber ich werde meine eigenen Gedanken preisgeben. Es fällt mir schwer. Seitdem ich mich mit MS beschäftige, habe ich Angst, auch meine Kinder könnten MS bekommen. Rational weiß ich, dass diese Möglichkeit bei zwei oder nur einem Prozent liegt, aber die Angst ist da. Vor einigen Wochen musste meine Tochter ambulant am Fuß operiert werden, lag danach sehr viel im Bett und hüpfte auf zwei Unterarmstützen mühsam durch die Wohnung. In dieser Zeit wurde ich täglich unleidlicher, ich weinte manchmal ohne Grund, die Decke fiel mir auf den Kopf. Ich fühlte mich überfordert und unglücklich. Schon die vielen Fahrten zum Arzt (jeden zweiten Tag zum Nachsehen) gingen mir auf die Nerven. Sie durfte nicht selber Auto fahren und darum musste ich chauffieren. Schon seit Jahren lasse ich mich immer nur von meinen Töchtern fahren, wenn wir zusammen sind. Ich reagierte konfus und unglücklich auf diese doch nur ein paar Tage andauernde Behinderung. So oder ähnlich könnte es aussehen, wenn sie MS bekäme. Ich reagierte wie die beschriebenen Mütter. Meine Angst vor dieser Möglichkeit beherrschte meine Reaktionen.

Meine Bekanntschaft mit Ulf war mein erster Kontakt mit einem MS-Patienten. Seine Familie redete nur vom »armen Ulf«. Wie kann man von einem Menschen so reden, für mich ist das Adjektiv *arm* nur diskriminierend. Niemand ist so arm, wie er gemacht wird. Für mich zeigt dieses Wort nur die Hilflosigkeit der Familie im Umgang mit MS. Seine Familie konnte offensichtlich nicht mit dem Rollstuhl, dem unvollendeten Studium mit sofort anschließender Erwerbsunfähigkeitsrente und all den anderen unerwarteten Schwierigkeiten fertig werden. Mitleid brauchte Ulf sicher nicht und das hat er auf recht grausame Art der Familie gezeigt. Alle waren bei der Geburtstagsfeier von Ulfs Schwiegervater. Nur Ulf war nicht dabei, ob es sein eigener Entschluss war, nicht mitzufeiern, weiß ich nicht. Ich kenne nur das Ende. Zu Hause hatte er sich, während alle fröhlich den Geburtstag begingen, durch einen Kopfschuss getötet. War das Rache oder tiefste Verzweiflung?

Auf keinen Fall möchte ich arm genannt werden. Vieles, was den Gesunden selbstverständlich ist und Teil ihrer Lebensqualität darstellt, kann ich nicht, aber ich habe gelernt, dass ich auch so wertvoll sein kann. Ich habe Zeit für andere, kann zuhören und fragen, und meine Aufgabe ist es, mit meiner MS ein für mich und meine Familie befriedigendes Leben zu führen. Mitleid will ich nicht, manchmal etwas Hilfe – wenn ich darum bitte – und vor allen Dingen ein wenig Anerkennung oder Respekt.

Herzlichste Grüße,
deine Pia

März 1999

Hallo Pia,
so geht es mir auch, vor allem wenn es um Heirat, Kinder und Familienplanung geht. Wenn dann auch noch jemand aus meinem engsten Umfeld – in meinem Beisein – äußert, dass Heiraten ja wohl ganz normal ist, dann könnte ich an die Decke gehen. Bin ich etwa nicht normal?

Als ich noch mit Viktor zusammen war, wollte ich schon Kinder. Zwei sollten es sein, aber erst mit 28 Jahren. Damals war ich 25 und fühlte mich noch viel zu jung, außerdem war ich ja gerade erst drei Jahre in meinem Beruf als Krankengymnastin tätig. Aber dann kam alles anders. Nach der Trennung sah ich in der Stadt und überall, wo ich ging und stand, nur junge Frauen, entweder schwanger, mit Kinderwagen oder mit kleinen Kindern. Überall frisch verliebte Pärchen auf der Straße, im Fernsehen oder im Freundeskreis. Ich musste mir damals immer meine Tränen verkneifen, zu sehr schmerzte mich der Gedanke, dass ich ohne MS auch hätte so glücklich sein können. Ich hatte die Vorstellung, nie wieder eine glückliche Beziehung eingehen zu können. Zu groß war die Angst, wieder verletzt zu werden. Aber auch mein Selbstbewusstsein war auf einem derartigen Nullpunkt angelangt, dass ich mir hinsichtlich einer eventuellen Beziehung nichts mehr zutraute. Wer wollte schon mit einer Frau, die MS hat und aufgrund ihres Medikaments keine Kinder bekommen sollte, eine Partnerschaft eingehen?

Heute – nach über 10 Jahren Trennung – sehe ich dies gelassener. Ich denke, man muss lernen, den Augenblick zu genießen, die schönen Seiten einzufangen. Im Jetzt und Heute zu leben, den Moment genießen, auch oder gerade weil er so kurz ist. Eine lange Planung ist bei MS oft schwierig, meist kommt es sowieso anders als man denkt. Dieses Gefühl, den Moment zu genießen, möchte ich meinem Patenkind Carolin nahe bringen. Noch ist es ja zu klein, aber wenn es größer wird, älter ist, möchte ich für mein Patenkind da sein, um ihm dieses Gefühl zu vermitteln. Gut, auch jetzt bin ich da. Sicherlich kann ich ein kurzes Stück den Kinderwagen schieben; ich kann Carolin nicht durch die Wohnung tragen, aber ich kann sie mit meinem Rollstuhl vertraut machen, sie auf meinem Schoß spazierenfahren – das machen ihre Mutter und ich jetzt schon, sicherlich zum Erstaunen vieler Mitmenschen. Vielleicht kann ich ihr so einen vertrauten Umgang mit dem Rollstuhl, eine positive Einstellung zu ihm vermitteln.

So ein kleines Wesen ist wirklich ein Wunder. Du merkst, dass ich ganz begeistert von Carolin bin. Aber daran merke ich auch, wie sehr ich mich verändert habe bzw. meine Einstellung sich geändert hat. Noch vor fünf Jahren hätte ich mehr Probleme gehabt, hervorgerufen durch die Nachwirkungen der Trennung von Viktor und den nicht verwirklichten Lebensplänen.

Aber ich weiß heute, dass meine Entscheidung »Imurek ja, Kind nein« richtig war. Die Hoffnungen, die ich in Imurek gesetzt hatte, und die Erwartungen haben sich ja erfüllt. Jedenfalls ging es mir in den sieben Jahren, die ich das Medikament genommen habe, gut. Ich hatte in dieser Zeit nur zwei Schübe.

Die Schwangerschaft selbst ist ja nicht unbedingt das Problem. Es ist eher die Zeit nach der Geburt, der unregelmäßige Rhythmus; aber auch die Frage: hätte mein Partner – so gern er auch Kinder haben wollte – die Zeit gehabt, mir zu helfen, hätte er zu mir gehalten bei einer eventuellen Verschlechterung, hervorgerufen durch die Geburt?

Vielleicht finden manche mein Verhalten egoistisch, aber für mich stand nach der Trennung von Viktor fest, dass ich lernen muss, mit meiner MS so gut wie möglich zu leben, denn das ist wichtig: Ich lebe mit ihr und sonst niemand, ich muss alleine mit meinen Schüben klarkommen. Familie und Freunde können versuchen, mir bei eventuell auftretenden Schwierigkeiten wie Einkäufe oder Krankenhausaufenthalte zu helfen, aber ansonsten bin ich für meine Art der Lebensgestaltung, meinen Arbeitsplatz und mein Privatleben selbst verantwortlich.

Jetzt bin ich aber ganz schön vom Thema abgekommen, denn ich wollte mich ja eigentlich zu MS und Kinderwunsch äußern: Ich bewundere Frauen, die sich mit dem Wissen, MS zu haben, für ein Kind entscheiden und finde sie sehr mutig.

Aber für mich stellt sich hier auch die Frage der Verantwortung. Ich denke, dass man ein Leben lang für sein Kind verantwortlich ist. Durch mein Patenkind, es ist jetzt sieben Monate alt, bekomme ich mit, wie viel Aufmerksamkeit und auch Zuwendung ein Kind braucht und in Anspruch nimmt. So schön diese Zeit auch ist: Sie fordert von der Mutter doch alles, d. h. wenig Pausen für die Mutter, immer parat stehen, immer auf das Kind reagieren. Das könnte ich alles nicht mehr. Vielleicht sind meine Ansprüche an mich in dieser Beziehung zu groß, aber als Mutter will man ja auch mit dem Kind so viel wie möglich unternehmen: Spaziergänge, Krabbelgruppe etc. Wenn ich dies alles mitmachen wollte, läge ich in kürzester Zeit mit einem neuen Schub im Krankenhaus und damit wäre niemandem geholfen.

Es stellt sich einfach für mich die Frage, ob ich mit dem Wissen, MS zu haben, die Gefahr der genetischen Disposition für mein Kind auf mich nehmen kann und will. Die MS ist keine Krankheit, die vererbt wird, aber die Veranlagung kann weitergegeben werden – ähnlich wie bei einer Krebserkrankung: hier kann es manchmal zu einer familiären

Häufung kommen, aber auch sie ist nicht vererbbar. Mir war daher damals und auch später klar, dass ich dieses Risiko nicht eingehen wollte. Aber auch mit einem Partner wüsste ich nicht, ob ich ein Kind haben wollte, ob er dieser Belastung standhalten würde, denn er würde ja auch stärker gefordert. Gefordert hinsichtlich des Haushaltes, der tagtäglich anfallenden Arbeiten. Daher sollte die Entscheidung – Kind Ja oder Nein – gründlich mit allen Für und Wider besprochen werden.

Sicherlich kann eine Unterdrückung dieses Wunsches sich so sehr im Unterbewusstsein festsetzen, dass er unter Umständen einen Schub oder eine Verschlechterung auslösen kann. Daher sollte über dieses Thema sehr offen und ausführlich gesprochen werden. Es sollte auch über die im schlimmsten Fall eintretenden Situationen gesprochen werden – auch wenn man sie gerne weit nach hinten schiebt. Es gibt bei der MS nur eine Sicherheit: die Unsicherheit, das Nicht-Wissen, wie die Krankheit verläuft.

Der Partner muss dahinterstehen und das nicht nur bei einer MS-Patientin, sondern auch bei einer gesunden Mutter. Der Idealfall ist natürlich, dass sich beide Elternteile um das Kind kümmern können. Dieses gemeinsame »Sichkümmern« ist gerade in einer Beziehung wichtig, in der einer der beiden Eltern ein Handicap hat. Da die MS mehr Frauen als Männer trifft, sind es häufiger die Mütter, die Hilfe brauchen. Nicht nur bei der Versorgung des Kindes, sondern im Haushalt allgemein. Sind die Kinder schon größer, dann sollten sie auch bei den anfallenden Tätigkeiten helfen, gleichzeitig ist es aber auch wichtig, ihnen nie das Gefühl zu geben, sie müssten »zurückstecken«.

Im Rollstuhl kann der betroffene Elternteil mit Kindern viel unternehmen. Die Kinder lernen viel eher den Rollstuhl als Hilfsmittel anzunehmen und müssen nicht nur Rücksicht nehmen. Sie lernen das Hilfsmittel Rollstuhl als Zeichen einer erweiterten Lebensqualität beim familiären Handicap kennen. Sie lernen, dass man auch mit Behinderung am gesellschaftlichen Leben teilnehmen kann. Auch der betroffene väterliche Elternteil leidet oft unter seiner Situation. Es kommt in den Familien häufig zu einem mehr oder weniger gewünschten Rollentausch. Kann der »Ernährer « seinen Beruf nicht mehr ausüben, fällt diese Rolle der gesunden Ehefrau zu. Eine Rolle, mit der viele Männer aufgrund ihrer Erziehung und Einstellung Schwierigkeiten haben. Auch hier sollte immer wieder das Gespräch gesucht werden: Die Partner sollten sich nicht scheuen, einen Arzt, Eheberater oder Psychologen ins Vertrauen zu ziehen. Dieser Schritt – manchmal auch diese Überwindung – ist besser als »die Sache« unausgesprochen zu lassen. Aber nicht nur in dieser Situation sollte das Gespräch gesucht werden. Auch sonst sollten die Partner miteinander über die MS reden, darüber, welche Schwierigkeiten vorliegen oder auf sie zukommen können. Es geht aber auch um ganz alltäglich Dinge wie Haushaltsführung, Einkäufe oder Urlaubsplanung. Die Entscheidungen sollten nicht nur bei der Kindererziehung gemeinsam besprochen werden. Es sollte nach wie vor eine gleichberechtigte Partnerschaft sein. Dazu gehört, dass der kranke Partner sich für die Belange des Gesunden interessiert und nicht nur sein »Kranksein« sieht.

Jetzt weißt du, was ich zum Thema Kinderwunsch denke.

Bis bald,
Christiane

Mai 1999

Liebe Christiane,
richtig, nicht nur professionelle Berater können helfen. Bei den Gesprächen in unserer Gruppe ist all das immer wieder Thema und wird dadurch aufgefangen, mit anderen Betroffenen diskutiert und schon erprobte Lösungen werden weitergegeben.

Bei meinem zweiten Klinikaufenthalt sprach einer der Ärzte mit mir über das Thema Selbsthilfegruppen. Er meinte, ich solle nicht in die hiesige MS-Gruppe gehen: »Das ist nichts für Sie, aber beschäftigen Sie sich mit MS.« Toller Rat, nicht hingehen und trotzdem nachdenken. Ich fand mit erheblichen Schwierigkeiten die Adresse der Deutschen-Multiplen-Sklerose-Gesellschaft (DMSG) heraus und wurde 1983 Mitglied. Dadurch bekam ich auch die DMSG-Mitgliederzeitschrift »Aktiv« regelmäßig, zusätzlich besorgte ich mir die Standardliteratur. Ich lernte viel über MS, aber nur theoretisch. Der einzige Mensch mit MS, den ich vom Hören her kannte, war der »arme Ulf«, der Schwiegersohn einer Freundin meiner Mutter. Das sollte sich bald ändern. 1985 erhielt ich einen Anruf von Frau Koops, einer Sozialarbeiterin der DMSG in Nordrhein-Westfalen. Sie wollte mich besuchen, was sie auch wenig später tat. Sie lud mich zu einer Feier anlässlich der Neugründung einer MS-Kontaktgruppe in meinem Wohnort ein und fragte, ob ich Sprecherin dieser Selbsthilfegruppe werden wolle. Eigentlich wollte ich nicht, ließ mich aber trotzdem dazu überreden. Die Arbeit in den Schulgremien, die ich bis dahin mit viel Freude übernommen hatte, wurde merklich weniger, meine Töchter wurden größer und selbstständig. Ich hatte Zeit für neue Aufgaben.

Das erste Treffen fand erst Anfang 1986 statt. Es war schrecklich, so viele Rollstühle, zu viele Helfer und trotzdem wurde über MS wenig geredet. Dafür aber Kaffee trinken und allgemeines »Blabla« mit gemeinsamer Gymnastik am Tisch. Ein Alptraum. Aber mein Pflichtbewusstsein als Sprecherin hielt mich in der Gruppe. Die ehrenamtlichen Mitarbeiterinnen, fünf sozial engagierte Frauen, alle über fünfzig, die Mehrzahl erheblich älter, und ich als einzige MS-Betroffene und Kontaktkreissprecherin hielten wöchentliche Besprechungen über das nächste Treffen ab.Wir organisierten, führten Listen, backten Kuchen und bestimmten über die Selbsthilfeorganisation. Bei den Gruppentreffen lernte ich meine Leidensgenossen kennen, jeder mit MS in unterschiedlicher Ausprägung. Jeder reagierte auf die Krankheit verschieden. Mein Interesse an der Gruppe wuchs, besonders als ich später die ungeliebte offizielle Gruppenleitung in die Hände meines Mitpatienten Michael übergeben konnte.

Durch Vermittlung von Frau Jung, einer engagierten, ehrenamtlichen nichtbetroffenen Mitarbeiterin unserer Gruppe, kam eine Journalistin von der örtlichen Tageszeitung zu uns. Zum ersten Mal in meinem Leben sagte ich öffentlich Ja zu meiner MS. Nun stand mein Name mit Telefonnummer in der Zeitung – ein seltsames Gefühl. Viele mir wildfremde Menschen riefen an. Sie alle wollten meinen Rat, etwas Trost oder das richtige Rezept und ich konnte so wenig helfen. Erst Jahre später wurde eine Schulung von der DMSG zum Betroffenenberater angeboten, die mir bei diesen Gesprächen immer noch hilft; ich schreibe dir demnächst mehr über »Betroffene beraten Betroffene«, wie diese Ausbildung genannt wird.

Zurück zu den Anfängen unseres Kontaktkreises. Zusammen mit Andrea, die eine Diplomarbeit über MS schrieb, veranstalteten wir »jungen« MS-Patienten einen zwanglosen Gesprächskreis. Da wurde endlich über unsere eigenen Probleme gesprochen, ohne Tagesordnung, jede Meinung wurde gehört. Nebenbei lernten wir viel voneinander über die unterschiedlichen MS-Formen. Ich fühlte mich besser in diesem Kreis. Die Nichtbetroffenen äußerten allerdings teilweise Unverständnis über diese Separierung.

Der große Kreis trifft sich weiterhin regelmäßig. Es werden Vorträge von Fachleuten zu Themen wie neue Medikamente, Pflegeversicherung oder logopädische Behandlungen gehalten oder einfach nur Raum zum gemütlichen Beisammensein geboten. Gemeinsam geplante Wochenendseminare, Seidentücher bemalen, unser traditionelles Grillfest, Bootsfahrten, Museums- oder Zoobesuche und immer wieder Feiern zu verschiedenen Anlässen und Jubiläen bringen Kontakte, auch zu den Angehörigen. Wir sind eine große Familie, man freut sich, wenn man sich trifft und geht ziemlich unverbindlich wieder auseinander.

Gern erinnere ich mich an Clärchens 80. Geburtstag. Clara, eine noch selbständig lebende Mitpatientin, für ihr Alter wunderbar gepflegt und auch dadurch sehr gut aussehend, nahm regelmäßig an unseren Treffen und Veranstaltungen teil. Sie lief mit Stock oder Rollator, lebte mit MS aktiv in ihrer Gemeinde. Unsere MS-Selbsthilfegruppe feierte ausgelassen mit über 40 Personen ihren Geburtstag beim Chinesen. Leider starb sie urplötzlich im folgenden Jahr. Sie erwachte nicht mehr aus dem Mittagsschlaf – ein wunderbarer Tod für eine bemerkenswerte Frau.

Durch unsere Selbsthilfegruppe habe ich auch meine Freundin Gudrun kennen gelernt. Schon beim ersten Treffen haben wir uns noch während der Veranstaltung in die nächste Kneipe verzogen. Wir verstanden uns auf Anhieb. Durch die gemeinsame Krankheit müssen wir uns nichts erklären, man weiß, wovon die andere spricht. Ich denke, Christiane, du hast auch so eine Freundin mit MS. Gudrun erscheint nur zu besonderen Anlässen bei den Gruppentreffen. Weil sie berufstätig ist, telefonieren wir oft abends miteinander. Unsere Männer schätzen diese stundenlangen Gespräche nicht sehr, aber uns hilft's.Wir begleiten uns gegenseitig bei ambulanten Operationen oder unangenehmen Untersuchungen und finden so ungeahnten Halt und Hilfe durch die gemeinsame Krankheit. Schon alleine die Möglichkeit, solche Freundschaften in der Gruppe zu finden, sollte für jeden MS-Kranken Motivation genug sein, eine solche Gruppe zu besuchen. Inzwischen existiert diese Gruppe mehr als zwölf Jahre. Nach wie vor fühle ich mich irgendwie verantwortlich für unsere Mitglieder, arbeite bei der Halbjahresplanung mit, gestalte das eine oder andere Treffen, informiere die örtlichen Zeitungen usw. Wir haben, glaube ich, eine gute Arbeitsteilung im Kontaktkreis, jeder hat bestimmte Aufgaben, und die Koordination klappt auch meist.

Alle Gruppen sind verschieden und persönlich durch die Leiter geprägt. Einige erinnern mich sehr an Altenclubs mit etwa der gleichen Mitgliederstruktur, andere bemühen sich um vorwiegend wissenschaftliche oder kulturelle Themen. Manchmal wird vor Beginn ein Kirchen- oder Volkslied gesungen und die Bewirtung durch ehrenamtliche Helfer ist übereifrig. Andere MS-Gruppen lehnen jede Hilfe ab und treffen sich am liebsten in der Kneipe. Immer unterliegen sie einem dauernden Wandel und jedes Gruppenmitglied kann seine Gruppe ändern. Beschwerden über dies oder das sind völlig nutzlos, entweder man sucht weiter oder gründet eine eigene Selbsthilfegruppe. Ob das unter dem Dach der DMSG geschieht, ist eine andere Frage. Ich habe mich dafür entschieden, weil ich glaube, dass eine so große Organisation eine Menge Hilfe leisten kann und viele interessante Kontakte bietet.

Fast alle »Neuen« treffen sich jetzt in einer Neubetroffenengruppe, die ich vor etwa drei Jahren gegründet habe. Oft genug schienen mir die Bedürfnisse der Neubetroffenen nicht genug Beachtung zu finden. Immer wieder ist die Geschichte des einzelnen Betroffenen wichtig. Die verschiedenen Behandlungen, Wirkungen, Kosten und alle diese Dinge werden von Neubetroffenen gern diskutiert, während Patienten mit längerer Erfahrung nicht mehr über diese Themen sprechen wollen. Darum finde ich die Trennung dieser verschiedenen Bedürfnisse richtig. Nach acht Treffen wollte ich diese Gruppe auflösen, aber dieMitglieder treffen sich nach wie vor. Mal kommen neue »Neue«,mal bleibt jemand endgültig weg, aber der Bedarf ist ungebrochen. In den langen Jahren MS-Arbeit habe ich viel gelernt und am meisten habe ich selbst davon profitiert.

Schon in den ersten »Aktiv«-Ausgaben fand ich das angebotene Seminarprogramm anziehend, aber die Idee, da mitzumachen, beängstigend. Drei Tage und zwei Nächte mit wildfremden MS-Kranken zusammengesperrt und keine Möglichkeit, mal alleine zu sein. Die Themen schienen alle extra für mich und meine Probleme ausgesucht und die Veranstaltungen fanden an reizvollen Orten statt, wie zum Beispiel Soest, in einem schloss oder MS-Kliniken, die ich auch mal kennen lernen wollte (wenn auch nicht unbedingt als Patient). Kurz nach Gründung der Selbsthilfegruppe, entschloss ich mich an einem Seminar über »Blasenstörungen« teilzunehmen. Bei solch einem rein medizinischen Thema, glaubte ich, würde es nicht so persönlich zugehen. Klaus fuhr mich mit all meinen Bedenken zur »Hasensprungmühle«.

Seminare fangen meist mit einem gemeinsamen Abendessen an. Da sitzt man, fühlt sich fremd; aber nach 2 Tagen habe ich mich zum Seminarfan gewandelt. Der Referentin, eine MS-betroffene Ärztin, gelang es, dieses »unaussprechliche« Thema sachlich und kompetent zu behandeln, auch die Atmosphäre stimmte. Die Gespräche abends mit Unbekannten, die aber doch die gleichen Probleme haben, geben dir das Gefühl nicht alleine zu sein. Ein hübsches, zweckmäßig eingerichtetes Einzelzimmer mit Dusche, keine Alltagsprobleme und auch die Betreuung durch die Mitarbeiterin der DMSG, halfen mir, solche Seminare zu schätzen. Seitdem habe ich immer wieder Seminare zu den unterschiedlichsten Themen besucht.

Die nächste Veranstaltung, zu der ich mich dann wagte, war ein Klassiker für Neubetroffene: »MS – was nun?« Es folgten noch viele andere Themen. An die meisten erinnere ich mich gerne, speziell an das erste Seminar mit Georg, einem für mich auffallend einfühlsamen Psychologen. Rollenspiele, die ich immer für albern hielt, verhalfen mir hier zu einem Aha-Effekt: nach dem Durchspielen einer Alltagssituation fragte er mich, warum ich mich ständig entschuldige. Darüber habe ich lange nachgedacht und mit Hilfe einiger von Georg empfohlenen Bücher meine Einstellung zu meiner Krankheit und zum Leben überhaupt verändert. Meine vorher negative Einstellung zur Psychologie habe ich revidiert; es gibt, wie in allen Berufen, hervorragende und nicht so gute Vertreter. Mich fasziniert besonders die am Alltag orientierte Arbeit, damit wird vielen Menschen geholfen, mit ihrem Leben und besonders belastenden Situationen besser zurechtzukommen.

Unser Literatur-Workshop im Schloss Heiligenhoven war ein Hit. Einfach mal was anderes probieren, ohne zwanghaften MS-Bezug, witzig und erholsam. Von den Radioseminaren werde ich dir demnächst ausführlich berichten.

Zudem wollte ich dir noch meine Erfahrungen mit dem Seminar »Betroffene beraten Betroffene« (BbB) schildern. Diese andere Art der Beratung wurde in den USA vor einigen Jahren als »peer counceling« bekannt, was in etwa mit Gespräch unter Gleichen oder Betroffenen zu übersetzen ist. Alle haben MS, die gleichen Probleme und jeder ist bereit, den anderen an seinen Erfahrungen teilhaben zu lassen. Ich gehörte zur zweiten Gruppe, die in einem BbB-Seminar ausgebildet wurde. Zusammen mit Michael absolvierte ich 1990 drei Wochenenden mit intensiver Schulung. Wir lernten Gesprächstechniken, nonverbale Komunikation und das Aufspüren der alltäglichen Mißverständnisse. Auch ein Gefühl für das, was wir leisten können und wollen oder sollen und wo unsere Grenzen liegen.

In den folgenden Jahren besuchte ich immer wieder BbB-Fortgeschrittenenseminare. Nicht nur, um mich weiterzubilden, auch um meine neuen Mitstreiter kennen zu lernen. Noch wertvoller sind für mich die vierteljährlichen Treffen der Betroffenen-Berater aus den verschiedenen Bezirken. An einem solchen Nachmittag trifft sich ein von der DMSG zur Verfügung gestellter Psychologe mit uns. Hier können wir unsere Erlebnisse, egal ob positiv oder fürchterlich deprimierend, endlich einmal loswerden, denn alle Beratungen sind natürlich vertraulich. In dieser seit fast zehn Jahren wohl vertrauten Gruppe finde ich Verständnis für meine oft auch nicht einfache Beratungssituation. Letztlich trage ich ja für den MS-Patienten, den ich berate, auch einen Teil Verantwortung für die Einstellung zu seiner Krankheit, eine wichtige Weichenstellung für den Rest seines Lebens. In den Schilderungen der anderen Teilnehmer finde ich meine Ängste und Erfolge oft wieder. Wenn andererseits Michael von Beratungsgesprächen, die wir gemeinsam hatten, berichtet, erlebe ich oft, dass er zwar die gleiche Situation schildert, aber für mich waren andere Dinge wichtiger. Das zeigt mir doch deutlich, dass vieles von jedem Menschen anders aufgenommen und interpretiert wird.

Heute nachmittag ist wieder Praxisberatung in Köln und ich freue mich aufs Wiedersehen. Zwar ändert sich die Gruppenzusammensetzung immer wieder, aber unser Betreuer Ulrich bleibt uns treu – hoffe ich.

Auf unser nächstes Treffen bei dir freue ich mich auch schon.

Herzlichst,
deine Pia

Juli 1999

Hallo Pia,
du profitierst von deinen Gruppen, ich von meinem Beruf. Manche Kollegen haben schon geschluckt, wenn ich ihnen vor der ersten Behandlung gesagt habe, dass ich Krankengymnastin bin. Aber ich war und bin nach wie vor der Meinung, dass es besser ist, meinen Beruf nicht zu verschweigen. Nach vier Wochen Behandlung meinte der mich behandelnde Kollege auf meine Frage, wie es für ihn denn nun wäre, eine Kollegin zu behandeln, dass ich die gleichen Fehler wie jeder Patient machen würde. Das hat mich beruhigt. Ich kann mich aber laut Therapeutenaussage gut in meine Patientenrolle fügen. Ein einziges Mal, es war im Krankenhaus, habe ich darum gebeten, von einer anderen Krankengymnastin behandelt zu werden, weil ich das Gefühl hatte, die erste Krankengymnastin wusste nicht wie sie mich behandeln sollte. Da profitiere ich natürlich von meinem Beruf, denke aber auch, dass es für beide Seiten fairer ist, auftretende Schwierigkeiten anzusprechen.

Der mich behandelnde Krankengymnast hat mich neulich gefragt, da ich danach so geschafft war, ob ich mir nicht Krankengymnastik im Hausbesuch verschreiben lassen wolle. Er meinte, so könnten wir effektiver arbeiten, da ich mir bislang immer Termine vor der Arbeit geben ließ, das passte besser in meine Tagesplanung, war aber schon anstrengend und so viel gebracht, wie damals im Quellenhof, hat es nicht. Mein Neurologe hat zwar etwas gestutzt, aber er hat das Rezept ausgestellt. Jetzt hoffe ich nur, dass die Krankenkasse sich nicht quer stellt.

Gerade war der Krankengymnast zum ersten Mal bei mir zu Hause. Im Anschluss konnte ich mich sofort ausruhen und war nicht so geschafft. Wir sind aber mittlerweile auch im Behandlungsablauf weitergekommen: Ich habe keine Schwierigkeiten mehr, mich in den Kniestand zu begeben. Der Einbeinkniestand ist zwar immer noch schwer, aber mit Hilfe des Krankengymnasten kann ich mich dort zeitweise halten – nur aufstehen kann ich noch nicht alleine. Aber das werde ich auch noch schaffen.

Pia, mittlerweile kann ich mich ohne Hilfe im Einbeinkniestand halten. Eine Position, die seit Jahren für mich sehr schwierig war, wenn nicht sogar unmöglich. Das ist jetzt kein großes Problem mehr für mich – sicherlich ein Erfolg der besseren krankengymnastischen Vorraussetzungen. Aber vielleicht auch ein kleiner Erfolg, hervorgerufen durch das neue Medikament Avonex, das ich seit einem knappen drei viertel Jahr nehme.

Ein paar Anmerkungen zur Krankengymnastik muss ich einfach machen, sie liegen mir am Herzen; warum sollen andere Patienten nicht von meinem Wissen als Krankengymnastin profitieren?

Krankengymnastik — so wichtig sie bei unserem Krankheitsbild ist, sollte unter guten Bedingungen ablaufen. Damit meine ich:

- keine Treppe zur Praxis, möglichst ebenerdig oder mit einem Aufzug erreichbare Praxisräume.
- immer vom gleichen Therapeuten behandelt werden. Aber Vorsicht: Nach einer gewissen Behandlungsdauer sollte trotzdem der Krankengymnast gewechselt werden, da die Gefahr besteht, »betriebsblind« zu werden.
- Rücksichtnahme auf die Ermüdungserscheinung des Patienten sowohl von ihm selbst – MS-Patienten neigen sehr leicht zur Selbstüberschätzung – als auch vom Therapeuten.
- viele Pausen machen.
- Erholungsphase nach der Krankengymnastik – nicht sofort Einkäufe tätigen oder arbeiten.

Manchmal muss ich mir selbst eine rote Karte zeigen, denn ich befolge diese Punkte auch nicht immer. Die Erkenntnis, welche Therapie für den Patienten notwendig ist, muss jeder Therapeut anhand eines Befundes herausfinden. Für den Erfolg einer Behandlung ist die »Compliance« (Bereitschaft) des Patienten wichtig. Diese Bereitschaft hat er nur, wenn ihm die Therapieform und das Warum erklärt werden. Es gibt keine allgemeingültige Therapie. Die einzelnen Behandlungstechniken sind teilweise sehr unterschiedlich, manchmal erscheinen sie sogar gegensinnig, daher ist der von mir erwähnte Befund eine unabdingbare Voraussetzung für die Behandlung. Dieser sollte innerhalb der Behandlung in Abständen überprüft werden, da die Therapieziele sich auch ändern. Dabei sollte der Patient zu Anfang der Behandlung seine Vorstellungen und Erwartungen an die Behandlung dem Therapeuten mitteilen.

Jede Technik hat ihr Für und Wider – ich habe schon jede isoliert ausprobiert. Rückblickend muss ich aber für mich feststellen, dass bei mir die Kombination verschiedener Techniken die bessere Behandlung ist bzw. zu den besten Ergebnissen führt. Die Erfahrung, welche Technik für einen selbst am besten geeignet ist,muss jeder MS-Patient in Verbindung mit seinem Krankengymnasten herausfinden. Jede Technik einzeln angewendet, fördert den Patienten nur in eine Richtung.

PNF (propriozeptive neuromuskuläre Faszilitation = eine spezielle krankengymnastische Technik) arbeitet in Diagonalen, d. h. es werden bei einer Bewegung mehrere Muskeln gleichzeitig angespannt und gefordert. Gleichzeitig findet sowohl eine Kräftigung und ein Training der Ausdauer als auch eine Schulung der Koordination statt. PNF ist wichtig für die Tonusregulation: Es wird versucht, über die Erregung der gesunden kräftigen Muskulatur die betroffene geschwächte Muskulatur zu erreichen.

Bobath versucht, normale Bewegungen zu bahnen: d. h. der Therapeut versucht hierbei mit dem Patienten, »kranke« bzw. spastische/verkrampfte Bewegungen zu hemmen, gleichzeitig aber auch die normale koordinierte Bewegung zu fördern.

Entwicklungsphysiologie (E-Technik) wiederum arbeitet mit Druckpunkten. Hierbei sollen komplexe Bewegungsabläufe gebahnt werden, die aus verschiedenen Ausgangsstellungen erarbeitet werden. Bauchmuskelübungen sind wichtig für den Aufbau der Rumpfkontrolle, sie dienen der Stabilisierung des Oberkörpers.

Gleichgewichtsübungen können aus verschiedenen Ausgangsstellungen (Kniestand, Sitz, Schrittstellung und Stand) geübt werden. Je nach körperlicher Verfassung können verschiedene Übungsgeräte eingesetzt werden.

Es gibt noch viele krankengymnastische Techniken. Ich habe hier nur die meiner Meinung nach wichtigsten aufgelistet. Sicherlich muss individuell nach Erstellung des Befundes die notwendige Technik ermittelt werden und dabei können natürlich auch noch andere Techniken zum Einsatz kommen.

Ein weiterer wichtiger Punkt, der in den krankengymnastischen Bereich fällt, sind Hilfsmittel. Dieses Thema sollte der Krankengymnast mit dem Patienten besprechen und – die Möglichkeit besteht vor allem in Krankenhäusern und Rehabilitationskliniken – auch verschiedene ausprobieren. Vielleicht kann aber auch eine Krankengymnastik-Praxis in Zusammenarbeit mit einem örtlichen Sanitätsfachgeschäft für den Patienten passende Hilfsmittel zum Testen ausleihen. Nur so kann der Patient feststellen, ob zum Beispiel ein Deltarad mit drei Rädern oder ein vierrädriger Rollator in Frage kommt. Damit das Hilfsmittel zum Einsatz kommt, ist es wichtig, dass der Patient es akzeptiert und die Bedienung des Hilfsmittels einfach ist. Auch das Zusammenklappen des Rollators muss ohne große Schwierigkeiten gehen. Daher ist es ganz wichtig, mit dem Krankengymnasten die Handhabung auszuprobieren und am besten gemeinsam das optimale Gerät auszusuchen. Man muss nicht das erstbeste Hilfsmittel nehmen, das einem einfach hingestellt wird.

Aber dieses Wissen muss dem Patienten mitgeteilt werden, da selbst Krankengymnasten – es sei denn sie arbeiten in einer Rehabilitationsklinik – nicht immer über diesesWissen verfügen, dies gehört nicht an jeder Krankengymnastikschule zur Ausbildung.

- Wissen, welches das für mich optimale Hilfsmittel ist (verschiedene testen).
- Wissen, welche Voraussetzungen nötig sind, es zu bekommen, und
- Wissen, wie ich es bekomme.
- Vor allem letzteres ist wichtig, denn damit meine ich die richtige Verordnung, die der Arzt ausstellen muss.
- In meiner beruflichen Praxis und durch eigene Erfahrung habe ich immer wieder festgestellt, dass das für die Wahl des richtigen Hilfsmittels wichtig ist:
- mehrere Hilfsmittel ausprobieren, um zu testen, welches geeignet ist;
- korrekte Anpassung des Hilfsmittel von einem Fachmann: gute Beratung;
- individuelle Anpassung des Rollstuhls;
- der Rollstuhl muss den Bedürfnissen des Betroffenen entsprechen.
- Vorsicht vor »Vier-Punkt-Stützen«, hier sollte erst einmal getestet werden, ob sie für den Patienten mehr Sicherheit bedeuten oder ihn eher verunsichern;
- korrekte, detaillierte Rezeptierung des Arztes, wie der Rollstuhl sein soll;
- bei einem Rollator wiederum sollte darauf geachtet werden, dass er sowohl ein Tablett als auch einen Korb hat. Er sollte auch eine ausreichend große Sitzfläche haben, um sich bei Bedarf ohne Angst hinsetzen zu können. Für die täglichen Aufgaben bietet sich eher der Rollator an statt zweier Unterarmgehstützen.

Liebe Pia, nun noch etwas zum Thema Sport und MS: Früher wurde den Patienten immer von sportlichen Betätigungen abgeraten, heute sieht es jedoch eher so aus, dass man ihnen dazu rät, Sport im Rahmen ihrer Möglichkeiten zu treiben. Jeder MS-Patient kann und sollte versuchen herauszufinden, ob und wie er sich betätigen kann. Natürlich soll er keinen Hochleistungssport treiben: Wenn er früher gerne Fahrrad gefahren ist, sich dies aber aufgrund seiner Gleichgewichtsstörungen nicht auf einem »normalen« Fahrrad zutraut, kann es mit einemHeimtrainer oder für »draußen« mit einem »Dreirad« (vorne ein Rad, hinten zwei Räder) versuchen. Er kann aber z.B. auch Yoga, autogenes Training machen, vielleicht bietet sich einem Tanzfreund auch die Möglichkeit, in einen Tanzkurs für Rollstuhlfahrer zu gehen. Man muss es einfach versuchen, abbrechen kann man diese Kurse immer. Es sollte vorher allerdings mit der Kursleitung abgesprochen werden, ob man einen Schnupperabend einlegen kann. Schwimmen ist eine weitere sportliche Betätigung, die der Patient je nach Kondition, Temperaturempfindung, Luftfeuchtigkeit, Wassertemperatur und Beweglichkeit ausüben kann. Hierbei muss der Patient aber auch an seine Blasenfunktion denken. Sollte sie gestört sein, so ist von dieser Sportart abzuraten. Allgemein sollte jeder Patient, sofern er es noch selber kann, aber auch in der krankengymnastischen Therapie – auch imRollstuhl – Dehnübungen ausführen.

Eine andere Therapie, die auch von Krankengymnasten ausgeübt werden kann, ist die Atlastherapie: Atlas ist der oberste Halswirbel. Ein auf den Atlas ausgeübter Impuls führt dazu, dass ankommende Reize nicht weitergeleitet werden können. Dadurch kann es zu einer Senkung der Spastik und zur Verbesserung der Gangfähigkeit kommen.Wie wird diese Behandlung ausgeführt? Es kommt zu einem Druck mit der Fingerspitze auf den Atlas, der nur zwölf mm/sec dauert. Sobald die Fingerspitze den Querfortsatz des Atlas berührt hat, wird der Finger wieder zurückgezogen.

Diese Behandlung wird nun seit ca. zwei Wochen bei mir durchgeführt. Es ist schon erstaunlich, welche Reaktionen diese Behandlung bei mir zeigt: An diesem Montag, nach einem Wochenende, an dem ich sehr schlecht gelaufen bin, konnte ich im Anschluss an diese Behandlung, während meiner Arbeit, gut und ohne große Gleichgewichtsstörungen hinter einer Patientin über den Flur gehen, umso deren Gang zu korrigieren. Der Impuls wurde bei mir an diesem Tag nicht nur am Querfortsatz des Atlas gesetzt, sondern auch noch am Dornfortsatz, den man an der Wirbelsäule ertasten kann. Nach diesem Impuls sollte ich zur Kontrolle laufen: Ich lief erst ein paar Schritte geradeaus und dann – ohne es zu wollen – machte ich einen starken Schlenker nach links. Daraufhin wurde ein Impuls an der anderen Seite gesetzt, um diese Irritation wieder aufzuheben – es funktionierte sofort. Die restliche Zeit, sofern ich nicht doch mit dem Rollstuhl gefahren bin, lief ich besser, hatte kaum Gleichgewichtsstörungen. Jetzt habe ich ja erst einmal drei Wochen Urlaub und bin gespannt, wie es mir in der »Atlastherapie-freien Zeit« geht. Aber auch wie es nach dem Urlaub mit der Therapie weiterläuft. Nach neuen Informationen sollte diese Therapie bei MS nicht als Dauertherapie eingesetzt werden, sondern nur bei akuten Gang- und Gleichgewichtsstörungen sowie bei starker Spastik. In diesen Fällen sollte die Therapie mehrmals wöchentlich längere Zeit (ca. drei Wochen) durchgeführt werden.

Gleichzeitig mit der Atlastherapie – aber unabhängig voneinander – habe ich mit Hatha-Yoga angefangen. Eine Therapie, die, solange ich sie in Rückenlage mache, mir sehr gut tut. Ich bin hinterher viel entspannter, kann besser laufen und fühle mich einfach ausgeglichener und ruhiger. Allerdings darf ich keine Übungen im Stand machen, da das zu anstrengend für mich ist und ich mich hinterher ziemlich schlapp fühle, nicht nur subjektiv, sondern auch objektiv schlechter laufe, weniger Ausdauer habe und im Ganzen weniger belastbar bin.

Aber die nächsten Male soll im Sitz gearbeitet werden. Ich bin mal gespannt, wie es mir danach geht. Den anschließenden Kurs konnte ich nicht besuchen, da mich ein erneuter Schub – welche Ursache er auch immer hatte, weiß ich nicht, da ich mich sehr wohl gefühlt habe – ins Krankenhaus führte. Im Januar beginnt der nächste Kurs, dann bin ich wieder dabei.

Na, bist du jetzt erschlagen von meinen Ausführungen zur Krankengymnastik?

Bis demnächst,
Christiane

September 1999

Liebe Christiane,

Yoga habe ich auch mal gemacht, aber dieser Kurs, angeboten von unserem Turnverein für gesunde Mitglieder, war für mich viel zu anstrengend. Schon der Sonnengruß als erste Übung, auf der Matte immer rauf und runter, hat mich geschafft. Da bleibe ich doch lieber direkt auf meiner Unterlage liegen und mache autogenes Training, Entspannungsübungen oder Feldenkrais.

Seit acht Tagen erleben wir die Toskana im Herbst. Nach diesem verregneten Sommer endlich Sonne, blauer Himmel und angenehm warm. Leider sind offensichtlich alle touristisch wichtigen Städte mit großzügig dimensionierten Fußgängerzonen versehen worden. Aber die Regelung, dass Behinderte mit ihrem PKW dort fahren dürfen und auf markierten Parkplätzen ihren Wagen abstellen können, finde ich prima. Das gemietete Ferienhäuschen entspricht der Beschreibung und die Aussicht auf Weinberge und Olivenhaine ist hinreißend. Nur die verschiedenen »Mitbewohner« wie Hundertfüßler, Spinnen und anderes Getier sind gewöhnungsbedürftig. Klaus versucht sie, wenn irgend möglich, einzufangen und setzt sie zurück an die frische Luft. Das Erdgeschoss ist ohne Eingangstreppen, damit ich das »Flie-Wa-Tüt« aufladen kann.

Das ist kein chinesisches Kochgerät, sondern der Name für meinen Elektrorolli. In einer TV-Kinderserie in den 70er Jahren spielte ein originelles Fahrzeug namens »Flie-Wa-Tüt«, das fliegen, sich auf Wasser oder Land bewegen kann, eine zentrale Rolle. Ich finde, es sieht schick aus, silberfarben mit den drei motorrollergroßen Rädern, aber du kennst es ja aus Bad Wildbad. Damit kann ich alleine spazieren oder einkaufen fahren, wann ich will, wo ich will. Endlich wieder selbständig und unabhängig. Zwar schauen die Leute neugierig, manche Kinder zeigen mit dem Finger auf mich, aber jetzt finde ich das eher amüsant. Wir sagen dann oft leise: »Einmal gucken kostet 1 Mark, dumme Bemerkungen 5 Mark, Kinder zahlen die Hälfte.« Mit diesem Geld könnte ich mir noch so ein Gefährt leisten. Leider zahlen die Krankenkassen diesen Typ selten oder gar nicht, bei mir gab es nur 10 Prozent Beteiligung. Vielleicht, weil die Patienten damit nicht mehr so schön krank und Mitleid erregend aussehen. Bei schönem Wetter fahre ich einfach auch mal nur so rum, das ist die Freiheit auf Rädern. Weite Entfernungen kann, will und soll mich niemand schieben. Außerdem kann ich endlich mit Klaus wieder spazieren gehen, nebeneinander und unabhängig. Beim ersten Mal erfüllte mich ein unglaubliches Glücksgefühl. Nur einen Fehler hat das »Flie-Wa-Tüt«, bei Regen wird man ziemlich nass. Aber hier in Italien ist es einfach nur toll, zusammen durch die alten, steilen Straßen zu fahren.

Ob Urlaube in südlichen Ländern wegen der Wärmeunverträglichkeit problematisch sind oder genau das Gegenteil der Fall ist, jeder Patient reagiert anders und muss sich selber vorsichtig testen. Mir tut mäßige Wärme gut, auch gegen die Spastik und die anhaltenden Rückenschmerzen. Ich fühle mich besser und nur im Süden habe ich warme Füße statt Eisklötzen wie zu Hause.

Man reist ja als MS-Patient anders. Jeder hat da so seine eigenen Bedürfnisse und Vorstellungen und muss ausprobieren, welches Beförderungsmittel für ihn richtig ist. Für mich ist unter anderem auch reisen mit dem Schiff wundervoll. Mit der »Hurtigruten« zusammen mit der ganzen Familie die norwegische Küste entlang, war ein unvergessliches Erlebnis. Beide Male, einmal im Sommer während der hellen Mittsommernachtswochen bis nach Spitzbergen, und als Kontrast dazu während der Osterferien durch die verschneiten Fjorde, waren einfach traumhaft. Tag und Nacht gleitet die Landschaft langsam vorbei, alles geht sehr geruhsam vor sich. Diese Schiffe sind mit Aufzügen und fast alle mit zwei bis vier behindertengerechten Kabinen ausgerüstet. Mit einem Wohnwagen oder Campingmobil unterwegs zu sein, ist auch eine Alternative. Man hat alles bei sich und muss nur noch den geeigneten Campingplatz aus den verschiedenen Behinderten-Führern aussuchen. Klaus und ich reisen gerne und viel, ferne Länder, fremde Städte faszinieren uns. Unsere Töchter haben uns von Babytagen an begleitet, und wenn möglich, reisen sie noch immer gerne mit uns. Es ist immer etwas los. Schon jahrelang ging ich nicht mehr spazieren und natürlich waren auch Stadtbesichtigungen zu Fuß nur mit größter körperlicher Anstrengung und gründlicher Planung möglich. Auf unseren Reisen saß ich meistens im Café, schrieb Karten, las im Reiseführer nach, was ich nicht sehen konnte, und genoss die Atmosphäre, während meine Familie die Stadt eroberte. Zu Hause sah ich dann die Dias – auch eine Möglichkeit.

Die Osterferien 1989 in Südspanien werde ich nie vergessen. Semana Santa in Andalusien, eine herrliche Reise für uns vier im Mietwagen durch die mittelalterlichen Städte, angenehme Temperaturen, Superlaune. Wir wollten Sevilla besichtigen. Zuerst saß ich wie immer im Straßencafé und danach im Auto. Die Prachtstraße hatte ich schon auf dem Stadtplan ausgemessen. Diese 300 Meter wollten wir zusammen bis zur berühmten Kirche gehen, danach würde Klaus das Auto holen und mich wieder einsammeln. Ein schon bei vielen Gelegenheiten erprobtes Verfahren. Es wurde allerdings der Alptraumweg über einen Traumboulevard. Ich kann mich nur erinnern, dass ich mich langsam, am Stock rechts, eingehakt links, von Bank zu Bank und weiter auf den Platz vor der Kathedrale schleppen ließ. Dort gab es weit und breit keine Sitzgelegenheit, meine Füße waren schwer wie Blei und Tränen liefen mir mitten im Sonnenschein über das Gesicht. Es war schrecklich. In diesem Moment war ich reif für den Rollstuhl und seitdem bin ich gerne mit ihm oder dem »Flie-Wa-Tüt« unterwegs.

Ich fliege gerne, aber seitdem ich mit dem Rollstuhl größere Distanzen überwinde, ist Fliegen ein großes Abenteuer geworden. Als ich zum ersten Mal meinen Rolli als Gepäckstück mitfliegen lassen wollte, verlangten die Fluggesellschaften noch eine ärztliche Bescheinigung über die Flugtauglichkeit ihrer behinderten Gäste. Diese Zeiten sind vorbei, Gott sei Dank. Einige Jahre war ich noch fit genug, die langen Flure in den Flughafengebäuden zu Fuß zu schaffen, aber mit zunehmenden Beschwerden war dies nicht mehr möglich. Ich beschloss, mit dem Rolli bis zum Flugsteig zu fahren, was die Stewardessen am Counter immer so freundlich anboten. Kurz nach dem großen Flughafenbrand in Düsseldorf wollten Klaus und ich zu einem Kurzurlaub nach Venedig fliegen. Alles war prima organisiert. Nur meine Fahrt mit dem »Bringdienst« klappte nicht. Bringdienst für Behinderte bedeutet auf den mir bekannten deutschen Flughäfen erstens: nette, sehr bemühte, junge Zivis mit meist wenig Ahnung, die sie ja bei ihrer nur kurzen Dienstzeit auch nicht haben können, und zweitens: Krankenwagen in unterschiedlichen »antiken« Ausführungen und Ausstattungen, einmal noch komplett mit Verbandzeug. Wie krank bin ich eigentlich? Die anderen Fluggäste wurden mit den normalen, niedrigen Flughafenbussen zu dem in Sichtweite stehenden Flugzeug gebracht. Nachdem alle im Bus waren und ich nur noch alleine mit Rolli und Klaus wartete – der Bringdienst war noch nicht in Sicht –, versuchten wir, auch noch schnell in den Bus einzusteigen. Das wurde uns nicht gestattet, weil der Transport ja schon angemeldet war. Letztendlich konnte das Flugzeug wegen uns erst zehn Minuten später starten. Alle starrten uns im Flugzeug an, wie peinlich.

Venedig war und ist eine faszinierende Stadt, alles flach und die meisten Straßen mit ebenen, großen Platten belegt. Ohne die vielen Brücken wäre sie völlig behindertengerecht. So allerdings hieß es für mich immer wieder raus aus dem Rolli, steile Treppen rauf und sofort wieder runter. Und weil die Geländer meistens aus Stein sind, kann man sich nicht richtig daran festhalten; Klaus wollte dann vorsichtshalber erst mich begleiten und dann den Rollstuhl hinterhertragen. Auf manchen Strecken ziemlich anstrengend für ihn. Ich aber konnte Venedig dieses Mal so richtig genießen. Wenn ich an die früheren Stadtbesichtigungen zu Fuß denke, fühle ich mich immer noch erledigt von den unendlich weiten Wegen. Dieses Mal gab es jedoch ungetrübte Romantik: abends durch die schmalen Gassen und schönen Plätze von Venedig oder mit dem Vaporetto in den diesigen Kanälen, bei Überflutung (aqua alta) war ich völlig alleine mit dem Rolli im flachen Wasser auf dem Markusplatz. Die Fußgänger mussten sich in unendlichen Schlangen auf wackligen Holzstegen über die Flut schieben.

Christiane, loben muss ich den Düsseldorfer Flughafen. Dort ist das Parken für Behinderte mit Merkzeichen aG, egal wie lange, kostenlos. Über dieses Geschenk der Flughafenleitung bin ich immer wieder dankbar und hoffe, es bleibt noch lange so.

Auf dem Rückflug von Moskau zusammen mit Inge wurde ich auch im Rolli an Bord begleitet. Dort ging das erstaunlich gut, aber Frankfurt war keine wirkliche Überraschung. Wieder ein Zivi mit den bekannten Qualitäten, von dem ich durch endlose, triste und zugige Hinterräume geschoben wurde. Inge lief immer zu Fuß hinterher. Ein Passbeamter wurde per Funk zu diesem Hintereingang für uns gerufen, was alles lange dauerte. Klaus, der uns abholte, befürchtete schon, wir hätten den Rückflug verpasst, als wir endlich durch den Zollausgang kamen.

Ich möchte dir jedoch auch ein positives Erlebnis vom Flughafen Teneriffa schildern. Eigentlich war ich der Meinung, der Weg vom Flugsteig zu den Gepäckbändern könne doch nicht so weit sein. Das war ein Irrtum, auf halber Strecke, es geht in Schleifen barrierenfrei aufwärts, war es doch zu weit und anstrengend. Klaus kämpfte sich gegen den Strom der entgegenkommenden Fluggäste zurück zum Flugsteig, denn dort standen kostenlose Rollstühle vom Flughafen. Dankbar nahmen wir dieses Angebot an. Mein Rolli erschien wenig später bei der Gepäckausgabe. Es folgten schöne Tage auf der Insel des ewigen Frühlings, allerdings mit einer heftigen Erkältung. Für uns direkt aus dem grauen Winter sah der blaue Himmel mit Sonne hochsommerlich aus, aber es waren nur Frühlingstemperaturen und im Rollstuhl friert man eben auch im Sonnenschein.

Auch die Rückreise ist berichtenswert. Nachdem ich am Schalter der Fluggesellschaft den Rolli abgegeben hatte, konnte ich mir einen Flughafenrollstuhl aussuchen und damit durch eine Nebentür zum Sicherheitscheck sofort in den Wartebereich durchfahren. Die anderen Passagiere mussten weite Wege treppauf, treppab durch den Flughafen zurücklegen, um die Abflughalle zu erreichen. Durch einen an dem Rollstuhl befestigten Zettel konnte der für Behinderte zuständige Flughafenangestellte uns trotz der Verständigungsschwierigkeiten vor dem allgemeinen Aufruf ins Flugzeug bringen. Fast trug er mich auf meinen Platz im Flieger. Kein allgemeines Gedränge, die Stewardessen hatten Zeit für uns. Am Flughafen Köln/Bonn dann wieder die altbekannten Probleme. Ich kenne die Wege dort und kann vom Flugsteig zum Gepäckband gehen. Trotzdem bestand die Stewardess auf dem Bringdienst. Es war schon später Abend und wir wollten nach Hause. Alle Passagiere hatten die Maschine verlassen, nur wir warteten geduldig auf den angekündigten Dienst. Erst als das Reinigungspersonal das Flugzeug stürmte, gingen auch wir – zu Fuß. Den Bringdienst haben wir nicht gesehen.

Schön war auch die Fahrt mit dem Wohnwagen durch Norwegen und Schweden. Zusammen besichtigten wir Stockholm mit dem Königspalast. Neugierig gesellten wir uns zur großen Menschenmenge vor dem Palast, um den Wachwechsel anzusehen. Klaus verzog sich, um Fotos zu machen und langsam öffnete sich die Menschenmauer vor mir und meinem Rollstuhl und schon stand ich in der ersten Reihe. Ein Ordner schnappte sich meinen Rolli und fuhr mich mit freundlichen schwedischen Worten, die ich leider nicht verstand, quer über den Platz zu einer exponierten Stelle. Meine beiden Töchter, weit weg eingeklemmt in der Menge, und ich mussten die umständliche Zeremonie bewundern und geduldig das Ende abwarten, bis wir unseren Stadtbummel fortsetzten konnten. Nett und zuvorkommend waren die Menschen nicht nur während unseres Schwedenurlaubs, sondern auch während vieler anderer Reisen zu mir und meiner Familie.

Die Sache mit dem kostenlosen Parken mit Behindertenausweis Merkzeichen aG ist wunderbar und gilt ja auch imAusland. Hier in Deutschland habe ich schon einige ungerechtfertigte Knöllchen bekommen, denn die Politessen übersehen manchmal die Sondergenehmigung. Richtig lustig wird es dann im Ausland. In jedem Staat ist dieser Ausweis in Farbe und Design anders gestaltet. Außerdem ist der Ausweis in dem einen Land auf den Behinderten ausgestellt wie bei uns, im anderen an das Fahrzeug gebunden, nichtsdestotrotz: Mein Ausweis gilt in den meisten westlichen Ländern. Das Chaos ist vorprogrammiert. In fast allen europäischen Ländern habe ich deshalb schon ungerechtfertigt verschieden teure Knöllchen erhalten, allerdings nicht bezahlt. Spitzenreiter in dieser Sache war London mit einem Strafzettel von etwa 200 DM.

Anders erging es uns auf Teneriffa, mitten in Puerto del Carmen während der Weihnachtsfeiertage, eine unendliche Parkplatzsuche in der Innenstadt. Schon fast auf dem Rückweg zum Hotel fand Klaus eine wundervoll gelegene Parkbucht mitten im Zentrum. Im Parkverbot kann mit der Parkberechtigung für Behinderte und Parkscheibe 3 Stunden geparkt werden. Mit dem Rollstuhl besichtigten wir die Stadt mit Promenade am Meer und genossen die milden Temperaturen mit Sonnenschein im Dezember. Als wir recht müde amParkplatz ankamen, war unser Auto abgeschleppt. Unter dem Parkverbotsschild klebte ein winziges weißes Schildchen (Parada), wir hatten auf einer Bushaltestelle geparkt. Also haben wir die nächste Polizeiwache aufgesucht, wo wir sehr verständnisvoll behandelt wurden, vielleicht weil ich im Rolli vorfuhr.Wir beriefen uns auf unsere schlechten Spanischkenntnisse und uns wurde die Strafe erlassen, Klaus zumAbschleppdienst gefahren und von dort mit Polizeieskorte wieder zurück zu mir begleitet. Nur die Abschleppkosten mussten wir bezahlen.

Jetzt gehe ich wieder in einen Spanischkurs und lerne fleißig.

Hasta pronto,
deine Pia

November 1999

Hallo Pia,
ich hatte ja in einem meiner letzten Briefe schon kurz den Einsatz von Hilfsmitteln im Alltag und die Erleichterung, die sie mir im Urlaub geboten haben, angesprochen.

Hilfsmittel haben bei jeder Art und Formvon Behinderung eine wichtige Funktion. Sicherlich ist jedem Betroffenen ihre Nützlichkeit rein theoretisch bekannt, allein der Einsatz bei sich selbst bedeutet eine Überwindung, ändert sich doch plötzlich das persönliche Bild. Dabei bedeuten Hilfsmittel – etwa in Formvon Gehhilfen – nur eine optische Veränderung, der Benutzer bleibt der Gleiche, der er vorher war. Nur jetzt hat er entweder einen Stock, einen Rollator oder einen Rollstuhl. Die Lebensqualität hat sich verändert, aber nicht der Benutzer. Aber diese Einstellung zu bekommen, zu haben und anderen gegenüber zu vertreten und durchzusetzen, ist schwer. Meistens meinen es ja aus ihrer Sicht die nichtbehinderten Mitmenschen nur gut, wenn sie dem Betroffenen helfen wollen, ohne aber zu bedenken, dass es für den Behinderten auch um ein Stück Selbstbestimmung und Selbstsicherheit geht.

Hilfsmittel zu benutzen, heißt am öffentlichen Leben teilnehmen zu können. Der Behinderte hat keine – wie manche es gerne mitleidig äußern – aussichtslose Zukunft. Es liegt an uns, wir müssen die Initiative ergreifen und unserer Umgebung zeigen, dass wir ganz normale Menschen sind, die lediglich in ihrer Bewegungsfähigkeit eingeschränkt sind. Um das richtige Hilfsmittel zu bekommen, ist viel Ausdauer, Eigeninitiative und auch Wissen erforderlich; aber darauf habe ich ja schon hingewiesen.

Rollator, Gehstock oder Rollstuhl sind nicht gleichzusetzen mit Berentung, Abschied vom Berufsleben und damit Verlust einer wichtigen sozialen Kommunikationsquelle. Auch oder gerade mit diesen Hilfsmitteln kann man – berufsabhängig natürlich – seinen Beruf noch ausüben. Der Betroffene kann auch versuchen, in Zusammenarbeit mit dem Arbeitsamt eine Umschulung zumachen, oder mit Hilfe der Hauptfürsorgestelle und dem Arbeitgeber den Arbeitsplatz behindertengerecht zu gestalten. Da die Erkrankung viele junge Menschen trifft, die gerade in der Berufsfindung stehen, sollte man Kontakt zu Arbeitsämtern und Sozialarbeitern aufnehmen oder eine Rehabilitationsmaßnahme ergreifen, um herauszufinden, welche Hilfen einem zur Berufsfindung bzw. Berufsausbildung zuteil werden können.

Eine Rehabilitationsmaßnahme dient der Vermeidung einer Berentung. Man muss sich erkundigen, welche Möglichkeiten der Hilfen einem bei der Berufsfindung bzw. bei der Berufsausübung zuteil werden können. Es geht aber auch um die Vermeidung von Pflegebedürftigkeit. Dabei ist es wichtig, den Antrag richtig zu formulieren. Es muss eine medizinische Rehabilitation beantragt werden. Es gibt einen Unterschied zwischen Kur und medizinischer Rehabilitation. Eine Kur ist eine gesetzliche Leistung zur Vermeidung einer Gesundheitsschwächung oder -gefährdung. Eine medizinische Rehabilitation ist eine gesetzliche Leistung zur Linderung einer bereits bestehenden Krankheit.

Rehabilitationsmaßnahmen haben eine wichtige Funktion und sollten nicht einfach beiseite geschoben werden. Sicherlich ist es als frisch betroffener junger Patient schwer, mit der Vielfalt der bei MS auftretenden Symptome, die man in einer Rehabilitationsklinik durch andere Mitbetroffene erlebt, fertig zu werden. Aber man sollte diese Maßnahme auch als Chance sehen, mehr über die Erkrankung und den Umgang mit ihr zu erfahren. Du weißt ja, dass ich aus Erfahrung spreche, meine erste Rehabilitation habe ich erst nach fünfzehnjähriger Krankheitsdauer gemacht Hier habe ich gelernt, ein Hilfsmittel, wie z.B. den Rollstuhl, auch als solches zu sehen und zu benutzen. Voraussetzung für einen vernünftigen Rollstuhl ist natürlich die optimale Anpassung, die am besten in einer Rehabilitationsklinik stattfindet. In diesen Kliniken kann man nämlich verschiedene Hilfsmittel ausprobieren, um so den Umgang mit ihnen zu testen. Den richtigen Umgang mit dem Rollstuhl lernt man erst bei einem vernünftigen Rollstuhltraining, zu dem auch ein Kipptraining gehört. Hier kannman auch behindertengerechte Sportgeräte wie z.B. das »Dreirad « (behindertengerechtes Fahrrad) oder das Handbike ausprobieren. Man lernt aber nicht nur den Umgang mit Gehhilfen bzw. ihren richtigen Einsatz: Auch die Krankengymnastik hat einen großen Stellenwert ebenso wie die Ergotherapie bzw. die Werktherapie.

Ergotherapie beschäftigt sich mit den »activities of daily life«, also mit den Tätigkeiten, wie sie im täglichen Ablauf anfallen. Dabei richtet sich die Therapie nach den Defiziten des Patienten hinsichtlich der Beweglichkeit, der Störungen der Sinnesorgane und den physischen Fähigkeiten. Das Waschen und Anziehen wird dabei ebenso geübt wie die tägliche Nahrungsaufnahme; auch der zwischenmenschliche Umgang spielt eine wichtige Rolle. Die Therapie kann auch das Üben in einer Übungsküche einschließen. Ebenso lernt man mit den behinderungsgerechten häuslichen Veränderungen umzugehen, sie optimal einzusetzen oder-man erfährt, welche Ausstattungen für einen notwendig sind oder welche Veränderungen vorgenommen werden müssen. Es geht hier um die Wiederherstellung und Erhaltung der Selbständigkeit sowohl im beruflichen als auch im privaten Alltag.

Bei der Werktherapie findet eine Ablenkung vom Krankheitsgeschehen in Form von produktorientierter Arbeit und Förderung der Kreativität statt. Dabei kann mit Ton, Papier, Glas, aber auch mit Seidenmalerei gearbeitet werden, um so die eigene Kreativität zu fördern.

Für Berufstätige gibt es »begleitende Hilfen im Arbeitsleben«. Sie sollten sich an die Hauptfürsorgestelle oder den Landschaftsverband wenden – je nach Stadt wird dies unterschiedlich gehandhabt. Die Hilfen beziehen sich auf die behindertengerechte Arbeitsplatzgestaltung, bei der die Hauptfürsorgestelle oder das Sozialamt – je nach Stadt – dem Patienten und dem Arbeitgeber mit Rat zur Seite steht. Daher sollte man sich vor einer eventuellen Berentung immer an diese Stellen wenden, da die Berentung dann häufig vermieden werden kann. Hier wird dann auch entschieden, inwiefern Hilfen geleistet werden können. Die Erleichterungen beziehen sich sowohl auf den beruflichen als auch auf den häuslichen Bereich: Das kann sich um den Umbau des Badezimmers handeln, Verbreiterung der Türen, um die behindertengerechte Küche oder auch um die Notwendigkeit, einen Treppenlifter einzubauen. Vielleicht ist es aber auch günstiger, eine behindertengerechte Wohnung zu finden – in größeren Städten sicherlich einfacher als in kleineren Orten.

Aber auch unabhängig davon kann man kleinere Veränderungen im Sinne von Arbeitserleichterungen im Haushalt selber vornehmen. Zum Beispiel die Waschmaschine als Frontlader auf ein Podest stellen, um sich nicht so tief hinunterbeugen zu müssen, oder stattdessen einen Toplader anschaffen. Unterfahrbare Herdplatten werden von vielen Küchenherstellern ebenso angeboten wie Kühlschrank und Backofen in Augenhöhe. Arbeitserleichternd kann auch ein höhenverstellbarer Bürostuhl in der Küche sein, um sich hier Wege zu erleichtern. Eventuell – wenn der Patient keine Einschränkungen hinsichtlich der Rumpfstabilität hat – kann man damit, bei entsprechendem Bodenbelag, auch durch die Wohnung fahren bzw. rollen. Wenn mir das Laufen in meiner Wohnung zu anstrengend ist, mache ich von dieser Möglichkeit Gebrauch. Manchmal auch aus reiner Bequemlichkeit, wobei man sich schnell daran gewöhnen kann.

Hilfen am Arbeitsplatz beziehen sich auch auf das günstigste Verkehrsmittel, um den Arbeitsplatz zu erreichen und umso die Arbeitsfähigkeit zu erhalten. Wie gesagt, es ist am besten, sich bei der jeweiligen städtischen Stelle zu erkundigen. Eine andere Art von Hilfsmittel sind z.B. Peronaeusschienen, die bei einer sehr starken Fußhebeschwäche verordnet werden können. Man sollte allerdings mit dem Krankengymnasten testen, ob eine Verbesserung durch den Einsatz von Peronaeusbinden erreicht werden kann.

Inkontinenzhilfen gibt es in Form von Einlagen für Frauen und Auffangbeuteln für Männer. Außerdem ist zur allgemeinen Pflege der Blasenentleerung eine ausreichende Flüssigkeitszufuhr wichtig. Bei einer schlaffen Blase sollte man ein Blasentraining unter krankengymnastischer Anleitung machen. Bei schwereren Fällen kommt es zum operativen Einsatz eines suprapubischen Katheters (Bauchdeckenkatheter). Wichtig bei Blasenproblemen: einen Urologen aufsuchen, mit ihm ausführlich darüber sprechen und die genauen Symptome schildern, auch mit dem Krankengymnasten darüber sprechen.

Hilfen bei Spastik bieten die Antispastika, die der Neurologe verordnet.

Vielleicht war dir davon schon manches bekannt, aber ich denke, dass in deiner Neubetroffenengruppe eventuell Fragen hinsichtlich der zuletzt genannten Hilfsmittel bestehen?

Tschüss,
Christiane

Dezember 1999

Liebe Christiane,

im Großen und Ganzen hast du schon recht, wenn du die Hilfsmittel im Allgemeinen beschreibst. Meine Peronaeusschiene liegt allerdings zusammen mit einer wunderschönen, aus blauem Leder gearbeiteten Knieprothese (damit das Knie nicht zurückschlägt) seit vielen Jahren in der hintersten Ecke meines Schrankes. Ich kann mit diesen Hilfsmitteln schlechter laufen als ohne, stolpere und falle häufig. Die Blutergüsse erreichen eindruckvolle Größen durch diese Art der Hilfe und ich bin froh, dass ich mir bis jetzt noch nichts gebrochen habe. Gegen Blutergüsse habe ich übrigens einen alten Trick, den du vielleicht auch schon kennst. Immer nach einem Sturz – schrecklich übrigens, wenn mich besonders hilfreicheMitmenschen sofort und mit Gewalt auf die Füße zerren – reibe ich mit einem tiefgekühlten Eispack, einer Kältegel-Packung aus der Apotheke, meine »Bodenkontaktstelle« so schnell wie möglich ein und das so lange, bis das Eis geschmolzen ist. Die Kälte verhindert die blauen Flecken. Der Bluterguss tut zwar genauso weh, aber es sieht besser aus.

Hast du heute vormittag Radio 5 gehört? »Neugier genügt« war eine etwa halbstündige Sendung über MS. Ich ärgere mich, dass ich da mitgemacht habe. Die meiste Zeit habe ich über mein Leben als gehfähige MS-Patientin geredet, gerade weil man uns nicht ansieht, welche Schwierigkeiten wir haben. Statistisch gesehen sind nur 30 Prozent aller MS-Betroffenen fest und dauerhaft auf den Rollstuhl angewiesen. Diese Sendung allerdings wiederholte einfach das alte Vorurteil, MS bedeute, an den Rollstuhl gefesselt zu sein. Da hat mein vieles Reden nichts genützt. Aussagen von mir wurden so aus dem Zusammenhang gerissen, dass es sich anhörte, als sitze ich nur im Rollstuhl. Ich sagte jedoch, dass ich Rollstuhl fahre, weil er mir hilft, große Strecken zu überwinden, kurze Strecken hingegen könne ich laufen. Das war mein Text, gesendet wurde aber ein ziemliches Gejammer über diese schlimme Krankheit. Zugegeben, die Erkrankung ist schlimm, aber jammern hilft nur wenig. Die beiden anderen von MS betroffenen Gesprächspartner waren Rollstuhlpatienten und beide schon länger mit dieser Situation vertraut. Auch sie schilderten ihr Leben realistisch, manchmal dramatisch, ohne Illusionen. Der zweite Teil, der sich mit neuen Behandlungsmethoden beschäftigte, war in Ordnung und informativ. Das Band schicke ich dir zu.

Meine Erfahrungen mit den Medien hat sich heute mal wieder voll und ganz bestätigt. Horror wird gesendet, Aufklärung scheint nicht die Aufgabe von Rundfunk, Presse und Fernsehen zu sein. Ich sollte der Journalistin von Radio 5 einen Brief schreiben, vielleicht könnte man eine neue Sendung machen.

Mein erstes Erlebnis mit der Tagespresse war positiv. Damals, als wir nach den ersten Treffen der Selbsthilfegruppe ein Interview gaben, sollten ja auch nur Informationen veröffentlicht werden. Aber die folgenden Begegnungen mit der Presse waren frustrierend. Selten fand ich gedruckt, was ich gesagt und weshalb ich mich an die Zeitung gewandt hatte. Gerade zu dieser Zeit bot die DMSG ein Radioseminar an. Für den nicht kommerziellen lokalen Rundfunk – eine gesetzlich vorgeschriebene Einrichtung in einigen Bundesländern – wurden neue ehrenamtliche Mitarbeiter gesucht.

Das erste Seminar im Sommer 1990, in einem modernen, gut geführten Tagungshaus über dem Biggesee, war spannend. Zwei professionelle Fachleute für Medien und eine Sozialarbeiterin der DMSG mit einer Spezialausbildung für den Bürgerfunk, betreuten unsere Gruppe. Wir, dieses Mal außer mir nur männliche Teilnehmer aus verschiedenen Berufen, waren gespannt auf die folgenden Tage. Begonnen wurde mit albernen Stimmübungen, hören und auswerten fremder Radiobeiträge, Tonbandtechnik und ersten Gehversuchen mit Mikro und Tonbandgerät. In meinem ersten Interview konnte ich gleich eine typische Situation für Rollstuhlfahrer einfangen.Willi, ein gestandener Mann, selbstbewusst, Mitte vierzig mit kräftiger Figur, erzählte von einem Stadtbummel mit seiner Frau, Samstagvormittag in einer belebten Innenstadt. Er wollte sie nicht mehr in das nächste Geschäft begleiten und blieb mit dem Rollstuhl vor dem Geschäft, um auf sie dort zu warten. Der Laden war direkt an einer lebhaften Kreuzung mit Ampelanlage. Unversehens hatten freundliche Mitmenschen den »armen Rollstuhlfahrer« auf die andere Seite geschoben. Ohne zu fragen, voller Mitleid und Unverständnis. Willi fand das gar nicht lustig.

Die nächsten Seminare, jetzt mit mehr Teilnehmerinnen und verbesserter Technik, haben viel Spaß gemacht. Wir haben sogar sendefähige Beiträge gestalten können. »Was ist MS?« war der Titel einer dieser Sendungen. Wochenmarktbesucher in Soest wurden von uns danach befragt, und von MS als Autokennzeichen für Münster bis zu dramatisierenden Darstellungen der Krankheit bekamen wir alle möglichen Antworten.

Wir fertigten Sendebeiträge an, eine Mischung aus medizinischer Aufklärung und Interviews. Alle wurden mit der Zeit in den schon bestehenden Regionalsendern im Bürgerfunk gesendet und machten gleichzeitig auf die örtlichen MS-Gruppen aufmerksam. Wir bekamen viele Anregungen und Lob für unsere Arbeit.

Vor einigen Jahren erhielt unsere Gruppe die Gelegenheit, eine Radio-Livesendung am Freitagabend zwischen 20 und 22 Uhr auf WDR in der Reihe »Hörer machen Programm« zu gestalten. Die Radiogruppe hatte sich schon vor einiger Zeit für diese Sendung beworben und unerwartet kurzfristig wurde uns der Sendeplatz zugesagt. »Diese Sendung hätte beinah nicht stattgefunden«, begann Randi Krott, die Moderatorin, weil im WDR-Gebäude am Wallrafplatz kein Personenaufzug zu diesem Aufnahmestudio fuhr. Jürgen, Rollstuhlfahrer und Mitglied unserer Gruppe, musste mit dem Lastenaufzug fahren und wir fuhren alle mit.

Alles ging live über den Sender und nur während der Musikpausen waren wir nicht on air. Frau Krott war sehr gut vorbereitet und die ganze Atmosphäre im Team war freundlich und entspannt. Gerade habe ich mir das Band nochmal angehört und finde es nach wie vor gut; ich hoffe, den Hörern damals ging es auch so.

Ganz anders meine Erinnerung an Fernsehaufnahmen für einen Beitrag über MS in Soest. Die erweiterte Radiogruppe hatte schon vorher die einzelnen Beiträge durchgesprochen und geprobt. Von jedem wurde eine Einzelaufnahme erstellt und wir hatten bestimmt über vier Stunden Fernsehen live in unserem Seminar. Das war ziemlich anstrengend und wir glaubten, einen großen Beitrag über MS fürs Fernsehen produziert zu haben. Leider war die Sendung dann ziemlich enttäuschend. Vielleicht sechs Minuten von den vier Stunden wurden gesendet, und MS war nicht einmal das Thema der Sendung.

Die Verleihung des Preises der Hertie-Stiftung 1993 an die Radiowerkstatt war sicher für uns einer der Höhepunkte unserer Arbeit. Von dem Geld konnten wir uns eine perfekte Technikausrüstung anschaffen und arbeiteten intensiv an Radiobeiträgen. Bei einer Mitgliederversammlung der DMSG Nordrhein-Westfalen in der Ruhrlandhalle in Bochum konnten wir vor Publikum unsere Talente beweisen. Musikeinspielungen, vorbereitete Beiträge und Live-Interviews mit Gästen und Prominenten hielten uns den ganzen Tag in Aufregung. Wie immer war es nicht nur anstrengende Arbeit, sondern machte auch eine Menge Spaß und Freude, gerade auch durch die gute Zusammenarbeit in der inzwischen etwa 30 Personen zählenden Gruppe.

Leider ist die Radio AG zur Zeit nicht mehr aktiv. Nachdem Renate, die »gute Seele« der Radiogruppe, die DMSG verließ, ist alles irgendwie eingeschlafen. Schade, aber ich glaube zuversichtlich jemand aus deiner Generation wird sich noch mal für den Bürgerfunk erwärmen.

Mit der Zeit habe ich meine Taktik mit den Zeitungen geändert. Ich schicke inzwischen fertige Artikel an die Redaktionen. Diese werden zwar meist gekürzt, aber so wird auch nichts Falsches geschrieben. Bei besonderen Ereignissen wie Vorträgen und Jubiläen sind die Zeitungen immer bereit, etwas zu veröffentlichen. Ein Service aller Zeitungen ist die regelmäßige, kostenlose Veröffentlichung von Terminen. Schon dadurch kann eine MS-Selbsthilfegruppe regelmäßig ein wenig Öffentlichkeit herstellen und auf diese Krankheit aufmerksammachen. Die Termine müssen regelmäßig den Zeitungen mitgeteilt werden und das mache ich für dieses Halbjahr sofort nach diesem Brief.

In Eile,
deine Pia

Januar 2000

Hallo Pia,
endlich werde ich dir meine Erfahrungen, die ich in den letzten Jahren mit den MS-Medikamenten gemacht habe, mitteilen.

Es gibt in der MS-Behandlung das sogenannte »ABC« der Medikamente. »A« steht für Azathioprin (Imurek) = hemmt die Entzündungszellen, »B« für Betainterferone (Avonex, Betaferon 1B, Rebif) = ein Botenstoff des menschlichen Immunsystems und »C« für Copaxone/ Copolymer.

In den letzten vier Jahren habe ich bis auf das »C« das gesamte »ABC« der MS-Medikation genossen. Azathioprin habe ich eigentlich am besten vertragen. Bei den Beta-Interferonen hatte ich, wie du ja weißt, mit den Nebenwirkungen große Probleme. Auch die vorbeugenden Medikamente halfen nicht. Dazu kam, dass es mir vom Krankheitsverlauf immer schlechter ging. Avonex wird als einziges Interferon wöchentlich in den Muskel gespritzt. Das bedeutete für mich, dass sich die Nebenwirkungen hier nur anfangs und nur an den beiden Tagen nach der Spritze zeigten. Da ich mich immer am Freitag spritzte, um montags fit für die Arbeit zu sein, fielen Unternehmungen am Wochenende für ein halbes Jahr erst einmal flach. Nach dieser Zeit ging es mir besser, so dass ich mehr unternehmen konnte. Ich hatte dann aber doch einen Schub – Sensibilitätsstörungen mit anschließender Gangverschlechterung. Also wieder ins Krankenhaus. In dem folgenden halben Jahr ging es mir allerdings so gut, dass ich mir kaum Pausen gönnte, immer unterwegs war, mit Freunden oder auch solo. Ich wurde übermütig.

Der nächste Schub ließ nicht lange auf sich warten. Er kam und ich dachte eine Woche nach der Cortisonbehandlung könne ich dann wieder arbeiten gehen Der Erfolg war, dass ich nach fünf Wochen doch ins Krankenhaus musste – mit einer erneuten Verschlechterung oder war es ein neuer Schub? Nach dreieinhalb Wochen Krankenhaus kam ich zum zweiten Mal zur A-H-B (Anschlussheilbehandlung) in den Quellenhof nach Bad Wildbad und erhoffte mir natürlich die gleichen Verbesserungen, die ich im letzten Jahr nach der ersten A-H-B dort erreicht hatte. Aus sechs Wochen wurden acht Wochen, danach war ich gerade mal zehn Tage zu Hause, dann kam ich wieder für einen Monat ins Krankenhaus. Nochmals zur Cortison-Pulstherapie, aber dann auch zu einer neuen Medikation. Das neue Medikament heißt Mitoxantron, ich soll es jetzt alle drei Monate bekommen im Laufe von zwei bis drei Jahren. Das ist ein Medikament, das eher in der Krebsbehandlung eingesetzt wird. Vielen MS-Patienten geht es aber dadurch besser, sie haben weniger Schübe. Die Infusion habe ich sehr gut vertragen. Ich war allerdings in den ersten drei bis vier Tagen danach ziemlich müde. Mein Blutbild war in der ersten Woche o. k., die Leukozyten (wichtig für die Abwehrfunktion) gingen jedoch nach einerWoche ziemlich in den »Keller«, so dass ich dann doch noch ein paar Tage länger im Krankenhaus bleiben musste, als ich dachte. Als die Leukozyten dann wieder höher lagen, durfte ich nach Hause mit der Auflage, mich nicht in »Menschenaufläufe« zu stürzen, um mir keine Erkältung aufgrund meiner durch das Medikament doch arg reduzierten Immunabwehr zu holen. Das alles versprach ich und dachte, jetzt wird es besser. Weit gefehlt: nach weiteren zehn Tagen sollte ich zur Kontrolluntersuchung kommen und wurde gleich dabehalten, da sowohl mein Laufen als auch mein Gleichgewicht miserabel waren. Also wieder für eine Woche stationärer Aufenthalt mit absoluter Ruhe und Krankengymnastik. Gott sei Dank zeigten die Kernspintomographie-Bilder keinen frischen Herd.

Aber woher kam diese doch wieder massive Verschlechterung? Das konnte mir keiner erklären. Jetzt zu Hause versuche ich mich an die Ruhe zu halten, habe mir auch meinen Rollstuhl aus dem Krankenhaus geholt, um mir hier in der Wohnung die Wege zu erleichtern. Ich frage mich, ob diese Symptome mit dem neuen Medikament zusammenhängen, oder ob es nur eine zufällige Verschlechterung ist. Aber was ist bei MS schon zufällig und erklären kann man auch nicht alles. Jedenfalls hoffe ich, dass im Januar mit der nächsten Infusion alles nebenwirkungsarm verläuft. Eine Behandlung frei von Nebenwirkungen ist nicht möglich, da jedes Medikament Nebenwirkungen hat und insbesondere bei Medikamenten aus der Krebstherapie immer mit Auswirkungen auf das Blutbild, hier auf die Leukozyten, zu rechnen ist.

Welches Resümee ziehe ich aus diesen Erfahrungen? Ich hatte enorme Nebenwirkungen bei den subkutanen Beta-Interferonen, die auch durch die parallel eingenommenen Medikamente nicht zurückgingen, sondern auch an den Tagen zwischen den Spritzen anhielten. Die subkutan (unter die Haut) gespritzten Beta-Interferone werden ja zwei- oder dreimal pro Woche gegeben, also kannst du dir vielleicht vorstellen, wie es mir damals ging. Unternehmungen jeglicher Art waren nicht möglich. Morgens ging ich arbeiten und nachmittags habe ich mich ausgeruht, damit ich am nächsten Tag wieder arbeiten konnte, wirklich toll. Außerdem gab es da auch noch die Hautrötungen, ich konnte mich irgendwann nicht mehr selber spritzen, weil an Bauch und Oberschenkel nur noch rote Stellen waren, die Wochen, teilweise Monate anhielten. Ich musste in das Gesäß gespritzt werden, hier traten keine roten Flecken auf. Aber diese Art der Therapie bedeutete Abhängigkeit und du weißt, wie begeistert ich von so was bin.

Am besten war eigentlich noch Avonex, das intramuskulär (in den Muskel) gespritzt wird. Hier hatte ich wenigstens die Möglichkeit zu Unternehmungen. Leider hatte ich auch unter Avonex zwei Schübe, so dass mir die Ärzte zu Mitoxantron rieten, da auch Rebif – auch ein Beta-Interferon – bei einem kurzen Versuch ebenfalls massive Nebenwirkungen zeigte und damit das oben erwähnte ABC ausgeschöpft war.

Das, Pia, sind meine Erfahrungen mit den neuen Medikamenten. Jetzt stelle ich mir natürlich die Frage, ob ich es hätte lieber lassen sollen. In den letzten vier Jahren seit der ersten Interferon-Spritze, hat sich mein Krankheitsverlauf in Bezug auf die Symptome verschlechtert. Nun kann man natürlich einwenden, dass man nicht weiß wie es ohne die Interferone gekommen wäre, und dass die Krankheit auch weiter fortschreitet, sich von daher auch Verschlechterungen einstellen können. Aber nachdenklich macht mich diese Situation schon.

Mit den Infusionen ist noch lange nicht Schluss. Allerdings bekomme ich jetzt hoch dosierte Vitamin-B-Infusionen – nach Aussage des Arztes, bei dem ich zur nachstationären Untersuchung war, soll mein Hausarzt mir diese zwei Wochen lang verabreichen und anschließend soll ich mich noch einmal im Krankenhaus melden. Ich habe mich entschlossen wieder auf mein altes Medikament Imurek umzusteigen und das Mitoxantron nicht weiter zu nehmen. Wenn diese Verschlechterung wirklich von dem Medikament kommt, sehe ich keine Veranlassung, mir dieses noch einmal anzutun.

Wie heißt es so schön: »Positiv denken.« Als wenn ich das nicht schon die ganze Zeit tun würde.

Bis bald,
Christiane

März 2000

Liebe Christiane,
in der letzten Zeit hast du ja wirklich viel ausprobiert und immer diese langen Krankenhausaufenthalte. Nichts für mich, aber wer weiß, wie ich mich an deiner Stelle entschieden hätte? Seit unserem gemeinsamen Aufenthalt in Bad Wildbad vor fast zwei Jahren haben wir viel Papier verbraucht und mit unserem Buchprojekt positive, wie auch ablehnende Kritik geerntet. Die für mich ermutigendste Zustimmung kam von meiner Schwiegermutter: »Das habe ich alles so nicht gewusst, es tut mir wirklich leid.« Seitdem ist unser Verhältnis zueinander freundlich, ver-

ständnisvoll und locker. Schon aus diesem Grund war das Schreiben für mich ein Erfolg.

Ich wollte dir schon lange von unserer herrlichen Reise durch die südöstlichen USA berichten. Keine Angst, ich werde dich jetzt nicht mit einer ausführlichen Reisebeschreibung über diese für mich erlebnisreichen Wochen langweilen, lass dir nur von einigen Dingen berichten, die ich mir auch für meinen Alltag hier wünsche.

Vor drei Jahren begann alles mit dem obligatorischen Warten auf den Bringdienst am Flughafen. Es war schon fast Abflugzeit, Klaus, der meine Töchter und mich zum Flughafen begleitete und erst später nachkam, wurde reichlich nervös und fragte, wann ich abgeholt würde. Großes Erstaunen bei den Angestellten der Fluglinie: Ich war vergessen worden. Um die komplizierte Prozedur zu starten, war es jetzt zu spät, der Flug war bereits aufgerufen. Da mein Rollstuhl bereits aufgegeben worden war, ging es hastig zu Fuß mit Stock und Klaus sowie einer Sondergenehmigung eiligst und mühsam zum Flugsteig. Ich hasse Aufregungen schon zu Beginn einer Reise.

Der Flug im Cityclipper bis London war kurz und normal. Wir stiegen auf Wunsch der Flugbegleiter als Letzte aus und fanden zu meiner freudigen Überraschung am Fuß der Treppe einen Kleinbus mit bequemen Sitzen und einem älteren Fahrer in Flughafenuniform vor. Er erkundigte sich nach unserem Anschlussflug und fuhr endlos lange Strecken über öde Flugpisten. Dann erledigte er die Passkontrolle für uns. Schließlich fuhr er uns in einem flotten Elektromobil in den lebhaften Transitwarteraum. Zwei Stunden später wurden wir wieder mit dem Elektroauto zum Flugzeug gebracht. Welch ein wohltuender Unterschied zum deutschen Chaos.

Auch in Atlanta wurden wir direkt am Flugzeug von einem uniformierten Flughafenangestellten mit Rollstuhl abgeholt. Auch er brachte uns auf Schleichwegen durch die Passkontrolle bis zum Gepäckband, wo in Deutschland nach meinen bisherigen Erfahrungen die Betreuung durch die Zivis endet. Er aber lud all unsere Koffer einschließlich der sperrigen Kiste mit einem Holzschaukelpferd – das Weihnachtsgeschenk für die Enkelkinder unserer Gastgeber – auf einen Gepäckwagen. Er schob links den übervollen Trolley, mit der rechten Hand meinen Rollstuhl, meine Töchter im Laufschritt immer hinterher in Aufzüge, über Rollbänder, in die Flughafen-U-Bahn, endlos weit bis zur Autovermietung. Wohl wissend, dass es am Vortag vor Weihnachten überall hektisch zugehen würde, hatte ich schon von zu Hause einen Wagen vorbestellt. Trotzdem mussten wir eine Stunde in einer langen Schlange vor dem Schalter warten. In der Zwischenzeit hatte unser fürsorglicher Flughafenbegleiter das Gepäck verwahrt, er brachte uns schließlich noch zum Shuttle des Autovermieters. Das nenne ich Service, natürlich gegen ein Trinkgeld, selbständig diese Wege zu finden wäre mühsam, zeitraubend und aufregend geworden.

Überall, wo wir waren, gab es gut sichtbare, extra breite Behindertenparkplätze; die großen Shopping Mals hatten diese direkt neben dem Eingang, meist die ganze erste Parkplatzreihe. 500 Dollar kostet das Falschparken auf Behindertenparkplätzen, entsprechend sind diese meist frei. Alle Tankstellen sind mit einem markierten Behindertenparkplatz versehen, direkt beim Eingang, in der Regel gibt es dort auch behindertengerecht ausgestattete Toiletten. Man kann in Restaurants oder Hotels schnell mal aufs WC verschwinden, ohne dort etwas trinken oder essen zu müssen. Keiner schaut dumm oder fragt dich, ob du hier Gast bist. Keine Behindertentoilette ist verschlossen, wenn sonst nichts frei ist, können sie von jedem benutzt werden.

In dieser Zeit waren wir von South Carolina bis New Mexico fast jede Nacht in einem anderen Hotel, fast alle mit Aufzug und die meisten mit mindestens einem Behindertenzimmer extra. Aber auch die normalen Zimmer waren behindertenfreundlich: keine Stolperschwellen, bequemer Duscheinstieg, Betten etwas höher als bei uns und noch viele Kleinigkeiten mehr.

In Orlando / Florida besuchten meine Töchter und ich das Walt Disney World Resort Magic Kingdom; für Behinderte nahezu ein Paradies. Schon der Zugang zur Monorail (Einwegbahn) war bequem ohne Treppen zu erreichen. Es gibt ein Behindertenabteil und zum Einsteigen eine bequeme, transportable Aluschiene, die ohne Anforderung und blitzschnell für mich und meinen Rolli gelegt wurde. Beim Eingang ins »Magic Kingdom« standen Schiebe- und Elektrorolli zum Aussuchen und Mieten am Weg, wie ich sie schon bei anderer Gelegenheit gesehen hatte. Mit der Eintrittskarte erhielten wir einen speziellen Führer mit einer genauen Beschreibung der Attraktionen und Vorführungen sowie deren Zugangsmöglichkeiten mit Rollstuhl. Meist wurden wir an den Anfang der langen Warteschlangen geschleust und von gut geschulten und gut gelaunten Helfern in die unterschiedlichsten Vehikel gesetzt. Selbstverständliche Hilfe, gekonnt, ohne Aufsehen und meist blitzschnell. Oft standen eine ganze Reihe unterschiedlicher Rollstühle leer an den Wänden der Eingänge und warteten auf ihre »vergnügungssüchtigen« Benutzer. Du siehst, ich bin begeistert von der Behandlung, die mir im Rollstuhl dort zuteil wurde. Freundlich, unauffällig, souverän, aber nicht bevormundend, so würde ich gerne auch zu Hause behandelt. Auch in den Nationalparks konnte man Rollstühle in den Visitor Centers leihen. Meist gab es einen leicht mit einem Rollstuhl zu bewältigenden Rundweg. Besonders beeindruckt war ich von der Route im White Sands National Monument. Durch ein kleines Stück Wüste hatte man einen Rundkurs mit Brettern angelegt, Rollis tun sich eben schwer im Sand.

Ich liebe Höhlen jeder Art, aber meist ist mir die Besichtigung jetzt nicht mehr möglich, denn immer geht es steile Stiegen rauf und runter. Da bleibe ich lieber am Eingang zurück und schaue mir die verschiedenen Souvenirs, die Postkarten oder Bildbände an. Kaffee trinken kann man ja auch meistens und das wollte ich auch bei unserem Besuch der Carlsbad Höhlen. Zu meiner Freude ging ein großer Aufzug in die Tiefe und gegen den Rolli hatte niemand Einwände. Noch größer war unsere Verblüffung, als wir unten auch wieder einen ausgeschilderten Rollstuhlweg fanden. Irgendwann war das Ende der Wegstrecke angezeigt, aber weil es noch immer ganz ordentlich aussah, schob Klaus mich weiter. Nach einigen Metern erschien ein Ranger, aber er hielt uns keine Standpauke, weil wir weitergingen. Als er nichts sagte, fragten wir, ob wir denn hier weiter könnten. »Selbstverständlich«, war die Antwort, »jetzt wird es nur etwas anstrengender. Wenn es wirklich steil wird, passt der Rollstuhl sowieso nicht mehr durch die Barrieren.« Ich habe meinen Ausflug in die bizarre Tropfsteinhöhle genossen.

Am letzten Tag unseres Urlaubs fuhren wir mit dem Mietwagen bei der Rückgabestelle vor und packten unsere zahlreichen Taschen und Koffer und den Rollstuhl aus. Als die Angestellte den Rolli sah, begann sie alles wieder einzupacken und erklärte uns, für Behinderte bringe sie den Wagen mit uns selbstverständlich zum Abflugterminal. Warum wir das denn nicht schon vorher gesagt hätten? Das war uns in Europa noch nie passiert. Und dann half sie uns auch noch mit dem ganzen Gepäck bis zum Einchecken. So sind wir zwar viel zu früh, aber sehr bequem in die Wartehalle gelangt.

Auch das sah ich in Amerika. Mitten im Nirgendwo, Halbwüste, weit und breit kein Haus, nur ein Zaun begleitete unseren Weg, stand ein Text auf einer Tafel, der genau das wiedergab, weshalb Reisen für mich so wichtig ist: Du kannst dein Geld, Haus und Gut, Gesundheit, Familie und die Heimat verlieren, aber deine Erinnerungen kann dir niemand nehmen.

In diesem Sinne, alles Gute,
herzlichst Pia

April 2000

Liebe Christiane,
spät, aber dennoch die schon am Anfang unseres Briefwechsels versprochene Beschreibung – kurz, laienhaft und sehr persönlich – der verschiedensten Behandlungsformen. Sie können weder die Multiple Sklerose heilen, noch ursächlich behandeln, aber trotzdem sehr viel zum Wohlbefinden der Patienten beitragen. Besonders zur Linderung von Schmerzen, Verspannungen, Spasmen und den anderen vielfältigen Problemen. Im Laufe der Jahre habe ich fast alle diese Therapien unterschiedlich lange versucht, einige praktiziere ich immer noch. Nicht alles hat mir geholfen, aber viele dieser Behandlungen sind sicher einen Versuch wert. Keine hat mir geschadet, immer kosten sie Zeit und meistens auch Geld, weil die Kassen die Kosten oft nicht oder nur teilweise übernehmen. In fast jedem Buch über die Behandlung von MS gibt es mehr bis minder ausführliche Informationen über die eine oder andere Technik. Wer mehr wissen will, muss versuchen, Therapeuten mit der entsprechenden Zusatzausbildung zu finden. Hilfreich können dabei die Berufsverbände oder die Organisationen dieser Therapieformen sein.

Akupunktur wird seit viertausend Jahren in China zur Behandlung von Schmerzen angewandt. Mit feinen Silber- oder Goldnadeln wird in festgelegte Punkte der Haut gestochen, dadurch soll das gestörte energetische Gleichgewicht korrigiert werden. Schmerzzustände, Spasmen und Blasenprobleme bei MS können mit Akupunktur behandelt werden.

In seltenen Fällen, z.B. nach vielen vergeblichen Therapieversuchen, wird dieser Behandlungsversuch nach vorheriger Klärung der Kostenübernahme von den Krankenkassen übernommen.

Atemtherapie vermittelt durch geleitete Atemübungen wiederum Entspannung, Regeneration und Konzentration.

Autogenes Training nach J. H. Schultz ist eine konzentrative Selbstentspannung, die MS-Patienten auch von Ärzten und Kliniken empfohlen wird. Oft wird dort auch ein Kurs für diese Technik angeboten. Vor etwa fünfzehn Jahren nahm ich in der Volkshochschule an einem solchen Kurs teil. Zuerst dachte ich, dass ich das nie lerne, aber nur durch permanentes Üben war plötzlich der Knoten geplatzt. Hilfreich sind dabei Vorsatzformeln wie: »Wenn ich ruhig bin und gelassen bleibe, bekomme ich jede Situation in den Griff.« Autogenes Training wird bei Spastik, Blasenproblemen, Konzentrationsschwierigkeiten und frühzeitiger Ermüdung empfohlen. Auch kurze Pausen kann man so zur optimalen Entspannung und schnellen Regeneration nutzen.

Craniosacrale Therapie (Kranium bedeutet Schädel, Sacrum ist das Kreuzbein) ist eine sanfte manuelle Form der Körperarbeit. Sie bietet eine Chance zur Stärkung der Gesundheit und sanfte Linderung, bei einigen Krankheiten auch Heilung durch Nutzung von körpereigenen Energien und Selbstheilungskräften.

Cannabis, oder auch Haschisch genannt, wurde versuchsweise als Heilpflanze/Droge gegen einige MS-Symptome und zur Linderung bei Spastik und Fatigue-Syndrom benutzt. Dieses Thema wird zur Zeit kontrovers diskutiert. In Deutschland sind Besitz und Konsum unter Strafe gestellt, so habe ich es auch nicht probieren können.

Diät, ganz allgemein gesagt, kann hilfreich sein. Alleine der Entschluss, durch bewusste Ernährung etwas für sich machen zu wollen, bedeutet schon viel. Aber die Auswahl ist schwierig. Im Laufe der Jahre gab es immer wieder neue Diätvariationen und deshalb beschränke ich mich bewußt auf einige wenige. Die Ewers Diät, benannt nach dem 1975 verstorbenen Arzt Dr. Joseph Ewers verwendet nur naturbelassene, also rohe Lebensmittel, wenn möglich frisch vom Bauernhof. Getreide wird gemahlen, eingeweicht (Frischkornbrei) oder gekeimt serviert. Zu der Zeit, als ich in der Ewers-Klinik war, wurde zusätzlich auch Brot, Milch und Milchprodukte wie Butter, Käse, Quark oder Ähnliches gegessen. Die Kost ist abwechslungsreich, schmackhaft und für Liebhaber von Salaten, Rohkost, Müsli und kalter Küche ein Genuss. In dem Buch *Therapien der MS* der DMSG (3. Auflage) ist zu lesen: »Wenn auch die Ewers Diät von zahlreichen Patienten eingenommen wird, gibt es keinen Beweis dafür, daß dadurch der natürliche Verlauf der Krankheit beeinflußt werden könnte.« Kein Schaden, vielleicht kein Gewinn, aber eine gesunde Ernährung. Darüber hinaus gibt es noch allergenfreie Diät, Bircher-Benner Diät, Frazer-Diät, glutenfreie Diät, Kousmine-Diät, Linolensäure, Omega-6- oder 3-Fettsäuren, oder allgemeiner essentielle Fettsäuren, Pektin- und fruktosearme Diät. Diese Liste ist noch um Vitamine, Spurenelemente oder Mineralien, einzeln oder in bestimmten Kombinationen zu nehmen, beliebig erweiterungsfähig. Fest steht für mich: Eine ausgewogene Ernährung, vielleicht auch ergänzt mit Vitaminen und den oben genannten Zusätzen, ist gesund und in der Regel auch nicht schädlich.

Entspannungstechniken von Autogenem Training bis Zen Buddhismus sind ein weites Feld. Progressive Muskelentspannung nach Jacobsen, Musik- oder Maltherapie, Meditationsübungen jeder Art wie Fantasiereisen oder Körperwahrnehmungsübungen helfen die innere Spannung zu lockern. Auch die vielen zur Zeit angebotenen Meditationsvariationen wie Qi Gong, die »Fünf Tibeter« und Yoga-Arten lenken die Aufmerksamkeit auf andere Dinge und bieten dem Patienten Entspannung im Alltag.

Fango heilt MS zwar auch nicht, aber für die Patienten, die Wärme gut vertragen, ist eine warme Fangopackung bei schmerzhaften Verspannungen wohltuend und mindert die Schmerzen. Diese Behandlung leitet sich von den Kuren in warmen Moorbädern ab. Meistens wird ein fertiges Moorwachsgemisch, in speziellen Öfen erhitzt, in Platten gegossen und so – sauber und hygienisch – zur Behandlung benutzt. Aber auch andere Methoden wie Naturmoor in Einmalpackungen und Ähnliches kommen je nach Neigung des Therapeuten zum Einsatz.

Moshe Feldenkrais, Neurophysiologe und -psychologe, hat eine besondere Art der Krankengymnastik entwickelt. »Wenn ich weiß, was ich tue, kann ich tun, was ich will«; nach diesem Grundsatz werden einzelne Bewegungen langsam geübt und diesen wird immer wieder nachgespürt: »Wie fühlt sich dieser Muskel jetzt an?« So werden neue Bewegungsmuster geistig erarbeitet und ersetzen im Idealfall die alten, schädlichen Abläufe. Auf jeden Fall dient es auch der Entspannung.

Heißluft ist nicht ganz so intensiv und heiß wie Fango, soll aber fast den gleichen Effekt haben.

Hippotherapie ist eine krankengymnastische Behandlung bei zahlreichen neurologischen Erkrankungen. Wie so oft ist die Kostenübernahme durch die Krankenkassen Verhandlungssache. Diese anspruchsvolle Therapie wird von Physiotherapeuten mit der Spezialausbildung für Reittherapie durchgeführt. Die weitverbreitete Angst vor dem Pferd ist dabei völlig überflüssig, denn bei MS wird zwar mit und auf dem Pferd gearbeitet, aber nicht geritten. Dabei wird das Pferd geführt oder von hinten mit Zügeln gelenkt und manchmal geht noch jemand zur Sicherheit neben dem Pferd. Die Hauptperson ist natürlich ein gut ausgebildetes, lammfrommes und geduldiges Pferd, das eine bestimmte Größe nicht über- oder unterschreiten sollte. Der Patient sitzt so entspannt wie nur möglich »im« Pferd und lässt sich von den Pferdeschritten bewegen. Durch die Übertragung der dreidimensionalen Schwingungsimpulse werden von dem Patienten unmerklich Bewegungsantworten geübt. Das ist gut für sein Gleichgewicht, seine Koordination, die Reaktionsfähigkeit, die Lockerung der Gelenke, das Aufrichten des Rumpfes, die Kräftigung der Rückenmuskulatur, und es wirkt entspannend auf quälende Verkrampfungen. Auch Atmung, Blasen- und Darmfunktion können positiv beeinflusst werden. Seit einigen Wochen habe ich wieder einmal mit der »Hippo« angefangen und finde es wie meistens erstaunlich. Zugegeben der Weg runter vom Pferd fällt mir immer schwer und die ersten Schritte danach sind mühsam und unsicher, aber nach einer längeren Erholungspause gehe ich wie auf Wolken, leicht und ohne Schmerzen. Leider dauert dieser himmlische Zustand bis jetzt noch nicht lange, aber das kann und sollte sich nach Aussage der Therapeutin noch verlängern.

Die homöopathische Therapie nach Hahnemann beruht auf der »Ähnlichkeitsregel «. Behandelt wird nach einem bestimmten Schema mit extrem verdünnten Substanzen aus meist pflanzlichen oder anorganischen Verbindungen, die in der Regel als Tropfen in alkoholischer Lösung oder als Globuli (kleine Streukügelchen) verabreicht werden. Zur Heilung einer Krankheit wird die Substanz genommen, die ein ähnliches Leiden bewirken kann wie das, was sie heilen soll. Ich habe das auch nicht so recht verstanden, aber solange es mir hilft und ohne Nebenwirkungen ist, kann ein Versuch meiner Meinung nach nicht schaden. Ich werde unter anderem auch nach dieser Methode seit etwa fünfzehn Jahren behandelt und glaube, dass es mir geholfen hat. Wichtig ist für mich eine Kombination von möglichst vielen Therapien in der Hand eines oder mehrerer fähiger Therapeuten.

Kältetherapie ist eine bewährte Methode zur Lockerung von Spastik und gehört immer in die Hand eines damit erfahrenen Physiotherapeuten. Dabei kann der betroffene Muskel mit Eis eingerieben werden, in einigen MS-Kliniken werden auch Eisbäder gegeben. Da wird der Patient für vier bis sechs Minuten in eiskaltes (um 6 Grad) Wasser getaucht, nichts für mich.

Kinesiologie oder »Touch for Health« wird auch von darin geschulten Physiotherapeuten durchgeführt. Auch sie fußt wieder auf dem Energiemodell der chinesischen Heilkunst und löst Blockaden auf.

Logopädie ist bei einigen Störungen durch MS eine sinnvolle Behandlung, um wieder besser und deutlich verstanden zu werden. Ein guter Logopäde vermittelt Techniken, um besser zu artikulieren. Er kann auch bei Schluckstörungen konsultiert werden.

Manuelle Therapie (MT) ist eine Untersuchungs- und Behandlungstechnik, die sich mit dem Auffinden und Behandeln von Funktionsstörungen am Bewegungsapparat befaßt. Sie wird nicht nur in der Orthopädie, sondern auch Chirurgie, innere Medizin, Neurologie und anderen eingesetzt. Grundsätzlich kann mit MT jede Funktionsstörung am Bewegungsapparat wie Bewegungseinschränkung, Schmerzen oder herabgesetzte Belastbarkeit behandelt werden. Nach vielen vergeblichen, langwierigen Behandlungsversuchen wurden bei mir die Schmerzen und die Bewegungseinschränkungen nach einer Schulterprellung durch diese manualtherapeutische Behandlung schnell gebessert.

Massage wird leider von einigen Ärzten nicht verschrieben. Mir hilft sie sehr gut gegen schmerzhafte Verspannungen und zahlreiche Verhärtungen, nicht nur an der Wirbelsäule. Auch bei meinem »Tennisarm« – bestimmt nicht vom Tennisspielen – hat intensive Massage von Schulter- und Halspartien in Verbindung mit Wärme nachhaltig geholfen.

Naturheilkunde ist der ganzheitliche Versuch, möglichst viele Probleme nebenwirkungsfrei zu behandeln. Die Medikamente sind pflanzlichen Ursprungs und enthalten teilweise Alkohol, es gibt sie auch als Globuli oder in Tablettenform. Oft schmeckt es gelinde gesagt scheußlich. In vielen Fällen verbessert sich das Befinden, wenn auch die MS dadurch nicht geheilt werden kann.

Die Reflexzonenbehandlung geht davon aus, dass alle Organe und Körperteile an einem oder beiden Füßen einen Bezugspunkt haben – die Organe auf der Fußsohle, die Muskeln auf der Fußober- oder -seitenseite. Über bioenergetische Ströme und das vegetative Nervensystem kann an der festgelegten Stelle durch Druck oder Massage das Bezugsorgan, der Bezugsnerv oder der Bezugsmuskel positiv beeinflusst werden. Glücklicherweise habe ich zur Zeit eine Physiotherapeutin, die diese Methode beherrscht und mit einem schmerzhaften Griff am Zeh oder auch an der Fußaußenseite blitzschnell meine tagelangen Schmerzen vertreibt. »Wie eine Hexe«, sagt sie dann scherzhaft über dieses »Wunder«. Die Schlingentischbehandlung wurde bei mir zur Entspannung und Lockerung der Gelenke und Rückenmuskulatur angewandt. Der Patient wird mit vielen Seilen und gepolsterten Bändern erst auf der Liege in eine bestimmte Lage gebracht, die Liege ein wenig gesenkt und dann schwebt er »schwerelos« zwischen Metallstreben. Diese Konstruktion erinnert an einen Käfig. Übungen sind im Schlingentisch leichter auszuführen, weil die Schwerkraft die Bewegungen des Patienten weniger beeinflusst.

Vojta ist eine ganzheitliche Behandlungmethode durch Physiotherapeuten mit Zusatzausbildung. Zuerst wurden damit Säuglinge und Kleinkinder behandelt, sicher weil der Begründer Kinderneurologe war. Der Patient wird in einer bestimmten Haltung hingelegt und der Physiotherapeut aktiviert bestimmte »Druckpunkte« am Körper. Dadurch werden verloren gegangene Bewegungsmuster angebahnt und verbessert.

Wassergymnastik ist für alle, die sich gerne im Wasser aufhalten, eine angenehme Therapie. Durch Wasser wird ein Teil der Schwerkraft aufgehoben, bestimmte Bewegungen lassen sich einfacher und auf jeden Fall fließender ausführen. Zum anderen gibt Wasser auch Widerstand. Je nach Behandlungsziel kann Wasser effektvoll eingesetzt werden. Besonders wirkungsvoll empfinde ich es, wenn der Therapeut mit im Wasser steht. Selbstverständlich muss die Wassertemperatur richtig und das Umfeld ruhig sein. Bei dieser Auflistung belasse ich es erst einmal.

Und tschüss, jetzt fahre ich zur Reittherapie.
Pia

Mai 2001

Hallo Pia,
jetzt nach der 5. Infusion mit intravenösen Immunglobulinen (IVIG) kann ich dir nur Positives über meinen derzeitigen Gesundheitszustand berichten. Du hast ja, unabhängig von unserem Briefwechsel, mitbekommen, wie unglücklich ich über die vielen ausprobierten Medikamente war, die ich mit sehr wechselndem Erfolg und teilweise katastrophalen Nebenwirkungen genommen habe. Ich denke die IVIGs sind es jetzt. Nach der 1. Infusion im Augut 2000 nach meinem letzten Schub konnte ich ja das erste Mal nach ca. einem Jahr wieder einige Schritte am Rollator gehen. Anstrengend, aber es ging. Mittlerweile habe ich mich mit Pausen auf 80 Meter gesteigert – auch zur Freude meines Krankengymnasten.

Schönen Urlaub in Island und viele Grüße an Kathrin,
Christiane

Erfahrungswelten Betroffener und Angehöriger

Zwischen Bewunderung und Scham. Gudrun und Ursula: Ein Briefwechsel über ihre Mütter

Mit Gudrun bin ich seit mehr als zehn Jahren eng befreundet. Kennen gelernt haben wir uns durch die Selbsthilfegruppe. Sie arbeitet als Lehrerin für Pflegeberufe an einem Ausbildungskrankenhaus der hiesigen Universität, seit einem Jahr ist sie nur noch halbtags beschäftigt. Bis jetzt bewältigt sie ihren Alltag ohne Stock oder andere Hilfsmittel. Noch vor einigen Jahren konnte sie kilometerlange Spaziergänge machen, was ihr heute nicht mehr möglich ist. Da sie seit fast vier Jahren mit Betaferon behandelt wird, sind zwar die Schubfrequenz und -heftigkeit zurückgegangen, ihre Möglichkeit sich zu bewegen, ist aber stärker eingeschränkt. Auf Grund der MS-Diagnose hat sich Gudrun 1976 entschieden kinderlos zu bleiben.

Liebe Pia,
mit Problemen komme ich deinem Wunsch nach, von meiner Mutter, der MS und mir zu schreiben. Probleme, weil ich eigentlich nie das Bedürfnis hatte zu schreiben und meine Ansichten und Einstellungen lieber und deutlicher mündlich äußern kann. Probleme auch, weil ich nie von »meiner« MS spreche, weil ich sie nicht bestellt, nicht gewollt und bis heute nicht akzeptiert habe. Ich toleriere sie und bekämpfe sie soweit es geht. Ich muss, denke ich, mit dem geplanten Bericht in meiner Kindheit beginnen. Meine Mutter war sechsunddreißig Jahre, als ich als drittes Kind nach einer elf Jahre älteren Schwester und einem viereinhalb Jahre älteren Bruder geboren wurde. Im Laufe der 50er Jahre wuchs ich in einer normalen Familie auf. Wir wohnten im ersten Stock eines auf dem Land gelegenen Hauses. Meine Mutter rannte immer die Treppe herunter, um die Haustür zu öffnen. Als etwa zehnjähriges Mädchen fiel mir auf, dass

sie »langsamer« wurde und ich länger an der Tür warten musste. In den nächsten Jahren begann für meine Eltern eine nervenaufreibende Suche nach Erklärungen für immer unverständlicher werdende Symptome, die bei meiner Mutter auftraten. Als ich etwa dreizehn oder vierzehn war, konnte ich mit den Gleichgewichtsstörungen, dem Stolpern und dem unkontrollierten Fallen meiner Mutter überhaupt nichts anfangen. Wenn sie in der Öffentlichkeit Halt suchend nach mir griff, schämte ich mich für sie und mich. Mit siebzehn Jahren, 1967, begann ich mit der Ausbildung zur Krankenschwester. Im Jahr danach wurde bei meiner Mutter die Diagnose MS gestellt. Zum Teil eine Erleichterung, die ewige Ungewissheit hatte ein Ende, die Symptome hatten eine Erklärung und einen Namen. Aber: Eine Therapie gab es nicht. Ich lernte in der Ausbildung, MS sei nicht erblich und ich war davon so fest überzeugt, dass ich erste Anzeichen bei mir in keiner Weise mit der Erkrankung meiner Mutter in Verbindung brachte. Anders meine ältere Schwester, sie hatte eigentlich ständig Angst, ebenfalls MS zu bekommen.

Meine Mutter war inzwischen nach langem Ringen mit sich und viel Zuspruch durch ihre Familie bereit, einen Rollstuhl zu benutzen. Dadurch wurde sie wieder »beweglicher« und hat ihn nach vielen Anfangsproblemen als Hilfsmittel akzeptiert. Die Kinder meines Bruders haben durch ihre unkomplizierte Art, mit den »Beinen auf Rädern« umzugehen, sicher dazu beigetragen.

Unvergesslich für mich die Sache mit der Wolldecke. Meine Mutter trug auch im Rollstuhl Röcke, ich glaubte, sie bekäme dadurch bestimmt kalte Beine und darum schenkte ich ihr ein schönes Reiseplaid. »Die Leute denken ja, ich hätte keine Beine«, war ihre Reaktion. Seitdem trug sie lange Hosen.

Während der ganzen Zeit der Erkrankung meiner Mutter war ich meistens voller Bewunderung für sie. Als Kind fand ich ihr Verhalten selbstverständlich für eine Mutter, als pubertierendes Mädchen schämte ich mich, wie schon erwähnt. Als erwachsene Frau schämte ich mich, dass mir die Symptome meiner Mutter peinlich gewesen waren. Vielleicht erklärt sich dadurch mein Verhalten nach der MS-Diagnosestellung bei mir 1976. Erste Anzeichen, die von mir erst später als solche erkannt wurden, traten schon 1972 auf. In diesem Jahr waren mein Freund und ich für drei Wochen auf Teneriffa in Urlaub. Die meiste Zeit schlief ich auf der Terrasse unseres Zimmers, weil ich die Missempfindungen im rechten Arm und

Bein auf die schlechte Matratze zurückführte. Erst als zwei Jahre später die gleichen Symptome erneut auftraten, wollte ich einen Orthopäden aufsuchen. Als der Termin zu Stande kam, waren die Anzeichen weitgehend zurückgegangen. 1976 wurde auf Grund einer Retrobulbärneuritis eine Lumbalpunktion durchgeführt und die Diagnose MS gestellt, vorsichtig, wie man damals war. Der Arzt gab sich einfühlsam: »Es ist schon tragisch, sie sind Krankenschwester, ihre Mutter hat MS und jetzt bekommen sie auch noch selbst MS.« Den eigentlichen Schock hatte ich aber schon durch den Einweisungsschein ins Krankenhaus: »Verdacht auf Enc. Diss.« Nach einer Woche Cortisontherapie wurde ich wieder entlassen, ich müsse den weiteren Verlauf abwarten. Meinen Eltern erzählte ich am Telefon etwas von Nervenentzündung am Auge, die mir das Autofahren unmöglich mache. Tatsächlich hätte ich zu diesem Zeitpunkt den Anblick meiner Mutter im Rollstuhl nicht ertragen. Ich brauchte sicher vier Monate, bis ich mich so weit gefangen hatte, sie wieder besuchen zu können.

Warum habe ich dann die Diagnose verschwiegen? Zum einen habe ich geglaubt, meine Mutter würde sich schuldig fühlen. Sie ist in einer Umgebung aufgewachsen, in der Krankheit immer etwas mit Schuld zu tun hatte. Zum anderen mache ich viel mit mir selbst aus, möchte andere nicht mit meinen Problemen belasten. Das ist wohl auch eine Form von Selbstschutz. Eine langjährige Freundin, auch Krankenschwester, die von der Diagnose wusste, fragte mich beispielsweise bei jedem Telefonat interessiert, wie es mir gehe und was die MS mache. Ich mochte das gerade zu Beginn gar nicht, weil ich nicht darüber reden wollte und konnte und danach schlecht schlief. Drei Monate nach dem Tod meines Vaters starb meine Mutter an einem nicht rechtzeitig erkannten und dadurch inoperablen Hirntumor. In dieser für meine Geschwister und mich schlimmen Zeit, konnte ich ihnen nicht mitteilen, dass auch ich an MS erkrankt bin. Die beiden Töchter meines Bruders waren zur Zeit meiner MS-Diagnose schon geboren, so dass ich in diese Familie nur Angst und Unruhe gebracht hätte, ohne etwas ändern zu können. Meine Schwester und ich sind kinderlos.

Nach Jahren häuften sich die Symptome bei mir und ich konnte das immer notwendigere Lügen nicht mehr durchhalten. Mit meiner Schwester kann ich inzwischen frei und unbefangen über die Situation sprechen, mit meinem Bruder nicht. Vielleicht, weil seine Töchter gerade in einem für den MS-Beginn typischen Alter sind.

Liebe Pia, ich hoffe, dass dir mein Verhältnis zu meiner Mutter etwas deutlicher geworden ist.

Bis bald,
Gudrun

Nachdem meine inzwischen 25-jährige Tochter Ursula den Beitrag von Gudrun gelesen hatte, hatte sie die Idee darauf zu antworten.

Liebe Gudrun,
verglichen mit deinem Bericht habe ich die Situation, Tochter einer an MS erkrankten Mutter zu sein, vollkommen anders erlebt. Dies liegt wahrscheinlich auch daran, dass meine Mutter schon seitdem ich denken kann von ihrer Erkrankung wusste.

Ich bin mit dem Bewusstsein groß geworden, dass meine Mutter schlecht gehen kann. Als kleines Kind hatte ich keine Kentnisse über ihre Erkrankung und mir persönlich wäre ihr leicht hinkender Gang wahrscheinlich gar nicht aufgefallen. Irgendjemand hatte mir erzählt, dass Mama sich früher mal ein Bein gebrochen hätte, der Bruch wäre schlecht verheilt und deswegen würde sie humpeln. Diese Erklärung schien mir einleuchtend und weiter habe ich mir darüber keine Gedanken gemacht. Warum sollte ich auch? Sie war körperlich etwas eingeschränkt und für Kathrin, meine Schwester, und mich war es eine Selbstverständlichkeit, dass wir Getränke und andere Dinge aus dem Keller holten, zum Telefon rannten, die Tür aufmachten, zu Papa gingen, wenn wir toben wollten, beim Einkaufen nie den Wagen schoben – dafür hatten wir dann beide Hände frei, um Dinge in den Einkaufswagen zu legen, die Mama nicht kaufen wollte – und dass eine von uns beiden beim Gehen unsere Mutter am Arm hatte. All das war für mich normal und hat mich auch nie gestört. Manchmal war ich allerdings erstaunt, was die Mütter anderer Kinder so alles taten, z.B. auf Klassenausflügen mitwandern, aber im Grunde war mir das nicht so wichtig. Wann mir klar wurde, dass Mama MS hatte und was das überhaupt war, weiß ich nicht mehr. Es scheint mich auch nicht besonders beeindruckt zu haben, ich fand es allenfalls lustig, dass wir jetzt »Oskar«, den ersten Gehstock meiner Mutter, immer mitnahmen. Kathrin hatte ihm eine Nase, Mund und Augen gemalt. Zusätzlich mit Mamas Sonnenhut fand ich Oskar ganz wunderbar. Als meine Mutter ihn irgendwann mal bei Verwandten stehen ließ, wäre ich am liebsten hingefahren, um ihn zu holen. Später kam dann auch ein Rollstuhl (»Puff«) dazu. Somit konnten wir dann alle gemeinsam Ausflüge machen und mussten Mama im Urlaub nicht immer im Hotel zurücklassen. Das fand ich prima. Außerdem war für uns der Rollstuhl ein beliebtes Sportgerät. Wir fuhren damit wie die Wilden die Straße rauf und runter, selber allein oder geschoben, Mama fand das allerdings nicht so toll. Noch später kam dann das Fli-Wa-Tüt, der Elektrorolli, dazu, das fährt sich wie ein Mofa. Insgesamt habe ich meist recht positive Erfahrungen mit dem Rollstuhl gemacht. Die Leute sind freundlich, machen Platz, bieten Hilfe an, und wenn man doch mal auf ein paar Gaffer stößt, verlangt man 5 Mark fürs Glotzen oder starrt halt zurück.

Nachdem ich die Briefe meiner Mutter an Christiane gelesen habe, fiel mir auf, dass sie relativ häufig im Krankenhaus war. Ich weiß zwar, dass wir sie ab und zu in irgendwelchen Kliniken besucht haben, aber sonst fehlt mir jede Erinnerung daran. Eines der wenigen Anzeichen der Krankheit meiner Mutter sind die vielen Medikamente, die sie jeden Morgen nimmt. Vom Thema Tablettensucht in der Schule konnte ich die vielen Medikamente meiner Mutter aber damals schon gut unterscheiden. Wenn es meiner Mutter wirklich schlecht ging, litten auch wir unter der MS. Sie neigte dann manchmal dazu meine Schwester und mich grundlos auszuschimpfen. In diesen Fällen entschuldigte sie sich allerdings wenig später immer und die Sache war gegessen.

Die Probleme, die du, Gudrun, mit der Behinderung deiner Mutter hattest, hatte ich nie. Allerdings denke ich, dass die MS-Erkrankung meiner Mutter sicherlich Auswirkungen auf meine jetzigen Ansichten und Denkweisen hatte. Zum Beispiel ist ein Rollstuhl für mich keine Sensation und ich starre niemanden an, der mir mit Stock, Rollator etc. entgegenkommt. Wenn ich Körperbehinderte sehe, helfe ich gerne, aber nur auf Anfrage der Person, denn ich glaube nicht, dass man einen Rollstuhlfahrer über die Straße schieben muss, nur weil er im Rollstuhl sitzt. Ich würde das als sehr bevormundend empfinden. Mittlerweile habe ich auch festgestellt, dass mich Leute, die jammern und Leidensmienen aufsetzen, unheimlich nerven. Meine Mutter hat nur sehr selten offen darüber gesprochen, wenn es ihr schlecht ging und dann ging es ihr vermutlich sehr, sehr schlecht. Trotzdem hat man es ihr nicht angesehen. Dank dafür und meinen tiefsten Respekt. Sehr lange hatte ich allerdings ein vollkommen falsches Bild davon, welche Einschränkungen meine Mutter durch ihre Erkrankung und welche durch ihr Alter hatte. Der Unterschied ist mir erst bewusst geworden, als ich mit 20 ein dreimonatiges Praktikum in einem Krankenhaus machte.

Meine Mutter hat mich einmal gefragt, ob ich irgendwann das Gefühl hatte, ihr Engagement in der DMSG hätte mir Zeit weggenommen. Nein, dieses Gefühl hatte ich nie. Im Gegenteil, ich fand es immer sehr gut, wie Mama sich dort engagiert hat, ihre Betroffenenberatung, Seminare, Radiowerkstatt und all das. Allerdings fällt mir in letzter Zeit auf, dass die psychologische Ausbildung meiner Mutter immer öfter dazu führt, dass sie alle in ihrem Umfeld analysieren muss; mir geht das manchmal zu weit, besonders wenn ich wütend auf eine bestimmte Person bin und meine Mutter mir dann zu erklären versucht, warum diese Person so gehandelt hat.

Jetzt, wo ich älter bin, finde ich es schade, dass wir früher nicht alle gemeinsam Radtouren machen konnten und manchmal würde ich gerne mal stundenlang mit ihr durch Köln bummeln. Dies sind allerdings so ziemlich die einzigen Situationen, von denen ich sagen würde, ich hätte irgendeinen Nachteil als Kind einer MS-kranken Mutter gehabt. Bestimmt habe ich einige andere Erfahrungen gemacht als Kinder gesunder Eltern, aber für mich gehören diese zur Normalität.

Wie du siehst, habe ich einen ganz anderen Eindruck von dieser Krankheit bekommen, als du Gudrun. Ich kann nur sagen, dass es mir sehr leid tut, dass du so darunter gelitten hast. Meine Schilderung wird dir und vielen MS-Müttern vielleicht ein anderes Bild geben. Zudem bin ich der Ansicht, dass die Diagnose MS keine Frau vom Kinderkriegen abhalten sollte.

Schöne Grüße,
Ulla

MS als Lebensbedingung
Gabis Weg

Unser jüngster Zuwachs in der Neubetroffenengruppe im doppelten Sinne ist Gabi. Bemerkenswert, diese Einstellung zur Krankheit schon drei Jahre nach Beginn, besonders wenn ich an meine eigenen zögerlichen Annäherungs- beziehungsweise Verdrängungsstrategien in ihrem Alter und bei ähnlicher familiären Situation zurückdenke.

Mein Leben mit MS – alles anders oder ganz normal?
Meine MS-Geschichte beginnt kurz vor meinem vierunddreißigsten Geburtstag. Meine beiden Kinder waren damals drei und vier Jahre alt, der Alltag war entsprechend nervenaufreibend und als plötzlich, im wahrsten Sinne des Wortes: über Nacht, massive Sehstörungen bei mir auftraten, gab ich selbst zunächst dem Stress die Schuld. Nach einer zweiwöchigen Odyssee vom Augenarzt über den Radiologen, der ganz nebenbei einen Hirninfarkt diagnostizierte, zum Neurologen, der daran zum Glück nicht glaubte, landete ich im Klinikum Merheim in der Neurologie und wurde komplett durchgecheckt: Lumbalpunktion, EEG, Reflexe, Leitfähigkeit der Nervenbahnen. Dann erhielt ich drei Tage lang Cortisoninfusionen. Bereits nach der ersten waren meine Sehstörungen komplett verschwunden. Ich wurde glücklich als geheilt entlassen, hatte es so eilig aus dem Krankenhaus nach Hause zu kommen, dass ich keine weiteren Fragen stellte und natürlich auch keine Antworten erhielt. Dass damals bereits der Verdacht auf MS bestand, erfuhr ich erst ein Jahr später, als mein Neurologe mich im Zuge der Nachkontrolle erneut zur Kernspintomographie schickte. »Verdacht auf MS« stand auf dem Überweisungsschein zum Radiologen. Ich las es zufällig, als ich längst zu Hause war und den Arzt nicht mehr zur Rede stellen konnte. Natürlich erschrak ich, hatte aber gleichzeitig keine wirkliche Vorstellung, was das für mich persönlich bedeuten könnte. Die neuen Aufnahmen waren sehr deutlich und auf mein nun hartnäckiges Drängen erfuhr ich, dass schon die Untersuchungen vor einem Jahr im Krankenhaus ziemlich eindeutig gewesen waren. Nachdem ich dem Neurologen die Diagnosestellung abgerungen hatte, entließ er mich mit den Worten: »Sie haben Multiple Sklerose, aber sie sind nicht krank.«

Mit dieser Aussage konnte ich zunächst nichts anfangen, mein Neurologe wollte oder konnte mir aber auch nicht mehr sagen. Da ich zu diesem Zeitpunkt nicht viel über MS wusste, machte ich mich auf die Suche nach Informationen. Als Büchermensch landete ich zunächst in der städtischen Bibliothek, die leider nur veraltete Titel führte. Aktuelleres Material legte ich mir in einer Buchhandlung zu. Nachdem ich mich nun zumindest theoretisch einigermaßen informiert fühlte, wurde das Schreckgespenst, das seit der Diagnosestellung über mir schwebte, zusehends kleiner. Aber ich wollte auch Kontakt zu Menschen und lebendige, direkte und hautnahe Informationen.Wie konnte ich die finden? Mir fiel nur die Bundeszentrale für gesundheitliche Aufklärung ein, diese rief ich an und bekam die Telefonnummer des DMSG-Landesverbandes Nordrhein-Westfalen in Düsseldorf. Dort erhielt ich weiteren Lesestoff, aber auch die Möglichkeit, aktiv zuwerden. Ich nahm zunächst an einem Seminar für Neubetroffene teil und etwas später fand ich auch zu einem Kontaktkreis in meiner Nähe, den ich mittlerweile regelmäßig und gern besuche. Seit Beginn dieser Geschichte sind jetzt gut drei Jahre vergangen. Die Tatsache, dass ich MS habe, hat meinen Alltag nicht entscheidend verändert. Ich ermüde schneller als früher, bin physisch und psychisch nicht mehr so belastbar, wie ich meine mal gewesen zu sein. Aber ich bin ja auch älter geworden in dieser Zeit und das könnten auch normale Alterserscheinungen sein. Ein paar kleine MS-typische Symptome beobachte ich an mir, die ich wahrscheinlich nicht weiter beachtet hätte, wenn ich nichts darüber in meinen schlauen Büchern gelesen hätte. Natürlich lebe ich ständig in der Hoffnung, dass es so bleibt, dass ich keine heftigen Schübe mit schlimmen Ausfällen haben werde, versuche aber gleichzeitig, für alle Eventualitäten einigermaßen gewappnet zu sein. Ich empfinde die Diagnose als eine Chance, mein Leben bewusst wahrzunehmen. Vieles, das ich früher ganz selbstverständlich hinnahm, hat jetzt eine andere Wertigkeit bekommen: Tue es, genieße es, weil du es – noch? – kannst. Heute verstehe ich auch die Aussage meines Neurologen bei der Diagnosestellung. MS an sich ist keine Krankheit, sondern eine Lebensbedingung, bei der es wie bei so vielen anderen Dingen darauf ankommt, was man daraus macht. Mein Leben hat sich durch die MS fast gar nicht geändert. Meine Lebensführung läuft so weiter wie bisher, meine Lebenseinstellung hat sich allerdings deutlich gewandelt.

Gabi

»Es hat sich vieles verändert in meinem Leben«
MS-Patient Chris

Chris ist Christian. Ich kenne ihn seit etwa drei Jahren durch meine Neubetroffenen-Gruppe. Er wurde wegen Multipler Sklerose mit etwa vierzig Jahren, vielleicht etwas überstürzt, Rentner. Danach zog er aus Norddeutschland ins Rheinland zu einer Bekannten und fand auf der Suche nach einem Gesprächskreis zu uns.

Liebe Pia,
du kannst dich doch bestimmt noch daran erinnern, dass du mir bei unserem letzten Treffen die Frage gestellt hast, was sich in meinem Leben nach dem Bekanntwerden der MS-Erkrankung verändert hätte und wie ich damit umgegangen bin. Darauf wusste ich spontan nicht so recht etwas zu erwidern. Heute, nachdem ich einige Zeit darüber nachgedacht habe, kann ich dir einiges erzählen. Ich bin mir aber nicht sicher, ob sich alles, was sich in meinem Leben verändert hat, allein auf die MS zurückführen lässt. Vielleicht ist das ja auch eine Tücke der MS, da sie unsichtbar ist und sich nur erfühlen, aber kaum erklären lässt.Wie dem auch sei, die Interpretation von Veränderungen und die Suche nach Ursachen überlasse ich anderen. Ich selber bin vollauf damit beschäftigt, Veränderungen für mich zu kompensieren und mich darauf einzustellen, ohne lange zu grübeln, woher das nun kommt und wohin das gehört. Diese Energie brauche ich mehr für mich selber.

Die körperlichen Veränderungen
Das einfache, einwandfreie Sehen mit dem rechten Auge ist nicht mehr problemlos möglich. Das Halten des Gleichgewichts beim Gehen und Laufen ist eine Daueranstrengung für mich. Die Feinmotorik in Händen, Armen, Beinen und Füßen kontrolliert zu halten, ist eine Daueranstrengung für mich; Krankengymnastik ist wichtig geworden. Soweit es geht kontinent zu bleiben, erfordert den dauernden Ablauf eines »Prüfprogrammes«, das nebenbei funktioniert, was bislang meistens klappt. Der Appetit verändert sich laufend, der Geruchssinn hat in manchen Bereichen nachgelassen. Die Einschlaffähigkeit abends lässt sehr häufig zu wünschen übrig. Verspannungen, Irritationen und Missempfindun-

gen stellen sich sehr oft ein. Die Ermüdung kommt sehr oft und sehr schnell.

Im seelischen Sinn
Mir fehlt Ausgeglichenheit und innere Ruhe. Entspannung ist kaum möglich, die Gelassenheit fehlt mir dazu. Ich bin in der letzten Zeit viel leichter reizbar und aufgebracht. Eine richtige, tiefe Freude stellt sich kaum noch ein. Vielmehr tritt an diese Stelle Traurigkeit, ein gewisser Ärger darüber und Hilflosigkeit. Das Liebesempfinden ist über alle Maßen angewachsen. Psychisch stehe ich sehr schnell unter »Volldampf«, eine Art innerer Druck entsteht schnell, setzt mich unter Zugzwang. Ich weiß oft gar nicht, was zuerst gemacht werden soll. Eine klare logische Überlegung findet nicht mehr statt, selbst wenn ich mich dazu »ermahne«, um innerlich etwas ruhiger zu werden. Das klappt dann einfach nicht. Ich verspüre Ängste der verschiedensten Art, im Wesentlichen Existenz, Identität, Selbstsicherheit und Schicksal betreffend, die ich früher nicht kannte.

Im geistigen Sinn
Die Erinnerungsfähigkeit lässt manchmal zu wünschen übrig. Namen und Fakten werden vorübergehend nicht mehr erinnert, um sich vielleicht später unverhofft doch wieder einzustellen. Die geistige Wendigkeit und Beweglichkeit lässt zeitweise nach. Die räumliche Vorstellungskraft und das Orientierungsvermögen nehmen ab. Das stelle ich auf der Straße fest, aber auch bei komplexen Gedankengängen oder Träumen.

Im sexuellen Sinn
Vor meiner MS habe ich meine Sexualität eigentlich nie richtig beobachtet. Um Fragen zu stellen, gab es schon in frühen Tagen nicht das notwendige Vertrauensverhältnis gegenüber meinen Eltern oder sonstigen Personen. Durch die MS hat sich der Stellenwert von Sexualität in meinem Leben verändert, sowohl quantitativ als auch qualitativ, sowohl imaginär als auch real. Heute genieße ich Sex bewusst und ich benutze ihn auch, um einen Energiegewinn zu erzielen. Mein Ideenreichtum in anderen Bereichen ist wieder vorhanden. Ich habe wieder Lust weiterzumachen und das Leben so weit es geht zu genießen. Mein sexuelles Verlangen ist deutlich gestiegen, auch wenn es oft an Möglichkeiten mangelt.

Heute stehe ich zu meinen Gefühlen und ich habe genug Selbstbewusstsein, sie auch auszuleben. Berührungen und Zärtlichkeiten spielen für mich eine wichtige Rolle. Meine TherapeutInnen haben mir sehr geholfen, ich habe auch keine Angst mehr, mich einer gewissen Lächerlichkeit auszusetzen.

Hoffentlich habe ich deine Frage zumindest ansatzweise beantworten können. Es fasziniert mich immer wieder, wie vielfältig und schön das menschliche Leben sein kann, wenn wir es denn zulassen – ob mit oder ohne MS.

Bis demnächst einmal,
dein Chris

»Alles begann, als ich 15 war«
Inge, Patientin mit jugendlicher MS

Inge kenne ich von gemeinsamen Reisen. Kennen gelernt haben wir uns auf einer Berlinreise der DMSG und schon damals träumten wir von einer Reise nach Russland. Einige Jahre später haben wir das auch tatsächlich gemeinsam geschafft. Herrliche Erinnerungen an St. Petersburg und eine Schifffahrt nach Moskau verbinden uns. Inge lebt selbstständig, bewusst und gewollt alleine, ohne Verpflichtungen, aber mit einem großen Freundeskreis mit und ohne MS. Lange Winterspaziergänge, gemütliche Autofahrten, Klönen, Musik hören und immer wieder Reisen sind ihre Hobbys. Wenn man ihr auf der Straße begegnet, sieht man nichts, was auf eine unheilbare Krankheit hindeutet. Wer allerdings die MS kennt, ahnt die Wahrheit. Sie sagt von sich, ihr Gang sei »appeldwatsch«.

Liebe Pia,
heute nehme ich endlich den Brief über meine Lebensgeschichte in Angriff. In drei Monaten habe ich Geburtstag und stell dir vor, ich werde 50. Nach Ansicht einiger Ärzte hätte ich damit niemals rechnen dürfen.

Alles begann, als ich 15 Jahre alt war. 1964, ich ging noch zur Realschule und meine Schulfreundin Annegret und ich sollten die Zutaten für den Kochunterricht einkaufen. Plötzlich konnte ich nicht mehr richtig laufen, torkelte wie besoffen durch die Gegend und musste zum Schluss von meiner Freundin fast getragen werden. Auf dem Nachhauseweg wurde ich links und rechts untergehakt von zwei Schulkameradinnen beinahe geschleppt. Der Schrecken meiner Eltern war sehr groß, warum konnte Inge so plötzlich, ohne Grund nicht mehr alleine gehen? Noch am Nachmittag brachten sie mich zu unserem Hausarzt, der die nötigen Untersuchungen machte, die endgültige Diagnose aber nicht stellen wollte und mich zu einem Neurologen überwies. Der untersuchte mich am nächsten Tag mit allem Drum und Dran, Finger auf Nase, Lauf- und Reflextest. Er murmelte schließlich: »Ja, ja Mädchen mit fast hundertprozentiger Sicherheit hast du es, aber damit kannst du hundert Jahre werden. « Um sicher zu gehen, überwies er mich in die Uniklinik Münster in die Psychiatrie. Alles war überfüllt. Ich landete in der geschlossenen Abteilung in einem Zimmer mit acht, meist älteren Frauen. Eine war Theologiestudentin und hatte religiöse Wahnvorstellungen, andere waren Selbstmordkandidatinnen. Erstaunlicherweise habe ich den Aufenthalt dort gut verkraftet. Meine Eltern wollten nur das Beste für mich und gaben ihr Einverständnis zu allen notwendigen Untersuchungen. So war ich den »Göttern in Weiß« völlig ausgeliefert. Rückenmarkspunktierungen und viele Gehirnstrommessungen wurden gemacht, ich durfte nicht aufstehen, bekam keine Krankengymnastik, so dass meine Muskeln in Armen und Beinen verkümmerten. In den drei Monaten hatte ich viele Schübe, mal im rechten Bein und linken Arm oder umgekehrt. Ich sah seitlich verschobene Doppelbilder und verlor die Kontrolle über Blase und Darm. Schließlich kam noch eine Lähmung der Stimmbänder hinzu, ich konnte mich nicht mehr verständlich artikulieren. Schlussendlich kamen dann noch Schluckbeschwerden dazu.

In dieser Zeit wurde ich mit Cortison voll gepumpt, bekam den dazugehörigen Wasserkopf und ein Kreuz wie ein Boxer, außerdem sah ich wie ein Streuselkuchen aus. Pickel über Pickel zierten mein Gesicht, denn ich bekam zusätzlich Vitamin B12. Meine Eltern wurden nicht informiert, aber da meine Großmutter an Gelenkrheuma litt und ähnliche Nebenwirkungen der Cortisonbehandlung hatte, konnten sie es sich schon ausmalen. Die Cortisonpillen wurden mir immer mit lauwarmer Milch unter Bewachung eingeflößt. Einmal habe ich eine Tablette nicht runtergeschluckt und sie meinen Eltern beim nächsten Besuch für eine Analyse heimlich mitgegeben. Als ich schließlich noch im Hörsaal als lebendes Objekt für Medizinstudenten ausgestellt wurde, war für meine Eltern das Fass übergelaufen. So ging es nicht weiter. In dieser Zeit las meine Mutter in einer Illustrierten einen Artikel über Multiple Sklerose und erkannte so, dass das meine Krankheit sein musste. Der Ball kam ins Rollen. Meine Eltern ließen sich einen Termin bei einem Spezialisten geben und führten ein langes Gespräch mit ihm. Er riet, mich sofort aus Münster zu holen und in seine Behandlung zu bringen. Das war allerdings gar nicht so leicht. Nachdem mein Vater sagte, er könne meinen Aufenthalt in der Uniklinik nicht mehr bezahlen, meinte die Ärztin, es gebe noch andere Finanzierungsmöglichkeiten, schließlich sei sie an dem Fall interessiert. Nur mit einer schriftlichen Zusage des Spezialisten, die Verantwortung für die Entlassung zu übernehmen, wurde meiner Entlassung zugestimmt. Am Tag meiner Entlassung, als ich zum ersten und einzigen Mal den Professor sah, fragte er mich: »Was hast du denn jetzt vor, wenn du nach Hause kommst?« Ich war damals noch sehr naiv und antwortete, dass ich zurück in die Schule und meinen Abschluss machen wolle. Darauf entgegnete der Professor ich solle froh sein, wenn ich in einem Jahr nicht im Rollstuhl sitzen würde. Ich lag in meinem Bett und war völlig verwirrt. Meine Eltern verspäteten sich, ich fing an zu weinen und heulte mich richtig in Rage. Dies sollte doch mein Tag werden, ich durfte nach drei endlosen Monaten nach Hause. Ich sei wieder gesund, dachte ich damals.

Ich war dann wieder zu Hause und eine Bekannte machte Krankengymnastik mit mir. Nach gut drei Monaten hatte sie mich einigermaßen auf Vordermann gebracht. Jetzt konnte ich wieder mit dem Bus zur Schule fahren, zuerst holte mich mein Vater nach vier Schulstunden wieder ab, mehr konnte ich noch nicht durchhalten.Wiederum drei Monate später bin ich dann schon mit dem Fahrrad zur Schule gefahren und habe das volle Schulstundenpensum absolviert.

Etwa zu dieser Zeit hatte sich eine Mitpatientin aus Münster das Leben genommen. Mit meinen Eltern war ich zur Beerdigung gefahren und gerade als der Pastor seine Trauerrede hielt, musste ich unheimlich lachen, ich bekam einen richtigen Lachanfall. Meine Eltern führten mich weg, da sie meine Reaktion für unanständig hielten. Keiner von uns wusste damals, dass dies auch ein Zeichen von MS sein kann. 1966 bestand ich die Mittlere Reife und hatte eine Lehrstelle als Buchhändlerin, die ich aber nicht antreten konnte. Zum Schulabschuss machten wir eine Klassenfahrt nach Berlin. Mein Vater war gegen diese Reise, er befürchtete, ich würde die Anstrengung nicht aushalten, meine Mutter hingegen gönnte mir die Abwechslung. Ich durfte mitfahren und leider stellte sich heraus, dass mein Vater Recht gehabt hatte. Ich konnte keinen Schritt mehr gehen, die Augen nicht mehr schließen, sofort kam mir alles Gegessene hoch. Ich hatte einen Riesenschub. Der Rücktransport mit dem Bus direkt bis auf unseren Hof klappte ganz gut. Vater stand dann vor der Bustür und der Fahrer hat mich mit einem Schubs von oben in die Arme meines Vaters befördert. Da begann meine »Hachenzeit«, zwei Monate in der Sauerlandklinik. Ich war gerade mal 17 Jahre und schon wieder platt wie eine Briefmarke. In Hachen war ich das Ereignis. Alle, die Schwestern und auch die Mitpatienten, kümmerten sich rührend um das Kind, das ich war, waren nett und umsorgten mich. Eine der Schwestern wollte mir Hoffnung machen, indem sie mir erklärte, die medizinische Forschung würde schon bald ein Mittel gegen MS finden. Mir aber ging es echt gesagt ganz schön beschissen. Ich hatte Gefühlsstörungen in der ganzen linken Körperhälfte, auch die linke Zungenseite war mit einer Geschmacksstörung betroffen. Ich wusste nie, was ich gerade gegessen hatte, solange ich nur mit meiner Mahlzeit auf dieser Seite jonglierte. Dazu dann auch noch ab und an Doppelbilder, an Lesen als Beschäftigung war da gar nicht zu denken. Also wurde ich zur Piratin: Meine Mutter brachte mir eine schwarze Augenklappe und ich sah wieder gut. Das durfte allerdings niemand von den Ärzten sehen, die wollten, dass ich meine Augen schonen und am besten gar nicht mehr lese. Dazu kamen sehr starke Blasenentleerungsstörungen. Mal konnte ich überhaupt nicht, saß auf der Toilette, vor mir ein kleines Wasserbecken, dort lief der Wasserhahn ganz piano und ich wurde beschworen, ganz genau zuzuhören und tatsächlich löste sich nach etwa zehn bis zwanzig Minuten der Krampf und ich konnte Wasser lassen. Manchmal war es aber auch genau umgekehrt. Ich musste pinkeln, wo ich gerade stand, ohne Einfluss darauf zu haben. Außerdem hatte ich ausgeprägte Gehstörungen, ein Gehrollator diente mir als Hilfsmittel. Nichts gegen solche Dinger, ich war unheimlich froh, dass ich mich damit auf meinen Beinen halten konnte. Nach einer Zeit im Rollstuhl ist es gut, sich selbst auf eigenen Füßen fortzubewegen, sei es auch noch so torkelig. Jetzt ging es also wieder aufwärts und ich würde bald mit meiner Berufsausbildung anfangen, denn ich hatte ja nur meinen Schulabschluss und war immerhin schon 17 Jahre alt. In Riesenschritten verbesserte sich mein Zustand. Als ich im Mai entlassen wurde, schickte mein Vater mich zur weiteren Gesundung und Wiedererlangung meiner Kräfte erst mal für einige Zeit zu Verwandten an die Nordsee. Dort konnte ich im Haushalt helfen. Nach einem halben Jahr war ich wieder zurück, habe den Führerschein gemacht. Ich bin seit Ende 1967 im Besitz der Fahrerlaubnis. Autofahren gehört auch jetzt noch zu meinen Lieblingsbeschäftigungen; allerdings vermeide ich Fahrten im Dunkeln. Seit drei Jahren fahre ich einen Automatikwagen. Das Auto hat mich mobil gehalten.

Einen richtigen Beruf hatte ich 1968 immer noch nicht, ich begann eine Ausbildung in landwirtschaftlicher Buchführung in einer Schule in Rolandseck. Doch auch das habe ich nicht in einem Anlauf geschafft. In der Schule war ich mit jungen, gesunden Menschen zusammen und ich wollte wieder alle Aktivitäten bis hin zu Schulausflügen mitmachen. Nach zwei Monaten hatte ich schon wieder einen enormen Schub und musste zurück in die Sauerlandklinik. Ich hatte Symptome wie gehabt, verschlimmert durch ein Brechgefühl, sobald ich nur den Kopf anhob. Ich musste im Bett bleiben und wurde an einen Tropf gehängt. Nach meiner Entlassung blieb ich noch kurz zu Hause, ab August konnte ich dann wieder zur Schule gehen und absolvierte die Abschlussprüfung. Nun hatte ich etwas vorzuweisen, es war zwar nicht viel, aber immerhin. Ich bekam eine Stellung in einer Firma, die landwirtschaftliche Trocknungsanlagen herstellte, das war zwar nicht mein Traumberuf, aber endlich verdiente ich eigenes Geld. 1969 wechselte ich in den öffentlichen Dienst. 1971 hat es mich wieder recht heftig erwischt. Vorausgegangen war ein vierzehntägiger Jugoslawien-Urlaub. Ich war unter jungen Menschen, habe die Nacht zum Tage gemacht und bin richtig ausgeflippt. Die MS hatte mir meine Jugend genommen, ich wollte endlich mal richtig feiern und nicht immer nur vernünftig sein. Als mein Vater mich nach diesem Urlaub vom Flughafen abholte, erkannte er sofort was los war. Ich musste wieder nach Hachen, wo ich trotz der unglücklichen Umstände letzlich immer gerne war, da mir dort wirklich geholfen wurde. Mit der Zeit wurde die Sauerlandklinik meine zweite Heimat. So kann man auch mit der Diagnose MS leben, man akzeptiert die Krankheit wie einen Dauerschnupfen. Sie gehört zu mir, aber ich lasse mich nicht unterkriegen.

Jetzt im »biblischen Alter« von fast 50 Jahren weiß ich, wo meine Grenzen liegen. Jetzt habe ich nur noch manchmal das Problem, dass andere nicht verstehen, welche Dinge des alltäglichen Lebens ich nicht verrichten kann oder anders machen muss. Vor allen Dingen mag ich mich nicht immerzu rechtfertigen. Dazu fehlt mir die Kraft,

deine Inge

»Ein lang gehegter Traum«
Petras Chinareise im Rollstuhl

Auch Petra kenne ich seit Gründung unseres MS-Kontaktkreises. Zu dieser Zeit konnte sie noch selbständig gehen und versorgte ihre Familie. Lange war ihr Krankheitsverlauf meinem ziemlich ähnlich, aber in den vergangenen Jahren nahm ihre Behinderung eine für mich unerwartet dramatische Wendung. Heute ist sie völlig auf den Rollstuhl angewiesen, zudem sind Hände und Arme teilweise gelähmt. Trotzdem ist sie dauernd unterwegs, mal zu Karnevalssitzungen, mal besucht sie Freunde, auch im Ausland. Die Reise mit dem Rolli nach China war ihr Meisterstück.

Liebe Pia,
habe ich dir schon ausführlich von unserer phantastischen Reise berichtet? Nun, ein lang gehegter Traum ist endlich wahr geworden: meine China-Reise als Rolli-Fahrerin.

Wie groß muss eine Idee sein, damit man sie verwirklicht? Bei uns, meinem Mann Harry und mir, dauerte es über dreißig Jahre. Damals konnte ich noch gehen, laufen und rennen, doch da war für solche extravaganten Dinge kein Geld übrig. Ein günstiges Angebot gab es jetzt über Bekannte. Vera und Berthold, Freunde von uns, wollten die Reise gemeinsam mit uns machen. Sie haben uns das Gefühl gegeben, dass gemeinsam alles gut gehen wird. Die Weichen waren gestellt. Im November folgte in Uwes Wohnung – Uwe war Initiator der Reise –, die einem chinesischen Antiquitätengeschäft gleicht, ein langes Vorbereitungstreffen. Wie ist das Wetter? Wie sind die Hotels ausgestattet? Wie sehen die sanitären Anlagen aus? Mit welchen Verkehrsmitteln fahren wir? In welcher Sprache können wir uns verständingen? Welche Impfungen sind notwendig? Auf die meisten Fragen gab es Antworten, Überraschungen konnten wir aber natürlich nicht ausschließen. Dann das Packen: sieben Tage Peking, sieben Tage auf einer Insel im Chinesischen Meer. Jeder Fluggast darf 20 Kilo Gepäck mitnehmen, der Rollstuhl wird umsonst befördert. Wir wollten nur einen Koffer mitnehmen, denn mein Mann benötigt ja eine Hand zum Rolli-Schieben und eine Hand zum Rollkoffer-Ziehen. Dazu kommt noch, dass ich so einige Extras wie Urinschale, Tena-Lady und Gummihose mit speziellen Inkontinenzeinlagen auf Reisen benötige.

Am 24. März war es endlich so weit. Wir fuhren mit dem Intercity nach Frankfurt, wo abends der Flug nach Peking starten sollte. Die Helfer vom Roten Kreuz standen pünktlich bereit, um uns mit einem Kleintransporter übers Flugfeld direkt zur Maschine zu fahren. Dort trugen mich zwei Helfer in einem schmalen Rollstuhl mit Gurten, ich war also »gefesselt«, die Gangway hinauf, durch die Sitzreihen zu meinem Platz und hoben mich dort auf den Sitz. Gleichzeitig wurde mein eigener Rollstuhl im Frachtraum verladen. Erneute Bedenken kamen auf: Wie überstehe ich den zehnstündigen Flug? Zum Glück hatte mir mein Hausarzt schon vor der Reise empfohlen, bei längeren Flügen und Busfahrten Kompressionsstrümpfe zu tragen. Unsere Reisegruppe bestand insgesamt aus dreißig Teilnehmern. Alle saßen im Flugzeug in unmittelbarer Nähe, so konnten wir uns erst einmal kennen lernen. Voller Erwartung sprachen wir über das zu entdeckende Land. Vera und Berthold saßen direkt neben uns, darüber war ich sehr froh. Beide konnten mir helfen, als ich aufs Klo musste. Harry fasste mich von hinten unter den Armen und Berthold an den Füßen, so trugen sie mich die fünf Meter zur Toilette, wo Vera stand und für mich das Klo reservierte. Drinnen konnte ich mir selber helfen, denn dort ist es so eng, dass ich nicht umfallen konnte.

Am nächsten Morgen, fünf Uhr, zwölf Uhr mittags Ortszeit, landeten wir in Peking. Mit einem Bus wurden wir in unser Hotel gebracht und fanden alles zu unserer Zufriedenheit. Nach einer Stunde brachen wir zu ersten Erkundungen zu Fuß und mit Rolli auf. Später in einem wunderschönen Restaurant bewährte sich Uwes Rat ein Campingbesteck mitzunehmen. Selbst in den renommiertesten Lokalen bekommt man kein Besteck. Da die Suppe immer erst zum Schluss gegessen wird, hat man zunächst auch keinen Löffel zur Verfügung. Am nächsten Tag ging es zum Kaiserpalast. Die Anlage mit Palästen, Tempeln, Frauengemächern und jeder Menge Treppenstufen zieht sich über drei Kilometer. Dort hatte jede Tür eine etwa zwanzig bis vierzig Zentimeter hohe und fast ebenso breite Türschwelle. Mein Mann musste mich rückwärts die Stufe hinaufziehen, umdrehen und auf den Hinterrädern vorwärts wieder hinunterlassen. Bei verschiedenen Gebäuden gab es andere Probleme, da musste ich mit Rollstuhl über die Schwellen gehoben werden; das ganze mehrere hundert Mal. Jeden Tag besichtigten wir beeindruckende Bauwerke, Märkte, Gartenanlagen und vieles mehr. Natürlich fuhren wir auch zur Großen Mauer. Mein Mann und ich haben uns am Fuß der Mauer bewegt, dreihundert Stufen von unterschiedlichsten Höhen und Tiefen hielten uns davon ab, hinaufzusteigen. In den Souvenirgeschäften räumte man uns bereitwillig alle Hindernisse aus dem Weg, natürlich vergaßen die Händler nicht, uns die verschiedensten Dinge zu zeigen und anzubieten – alles sehr höflich. Leider haben viele Lokale nur eine Stehtoilette direkt an der Straße mit schummriger Beleuchtung.

Den Blick vom Kohleberg auf die Kaiserlichen Gärten und Anlagen musste ich mir versagen, schon wieder zu viele Stufen bis zu diesem Aussichtshügel. Statt dessen drehte ich mit Master Li, unserem Busfahrer, der immer weiße Handschuhe trug, eine Ehrenrunde bei der Parkplatzsuche. Bei dieser Gelegenheit sah ich den ersten Rollstuhl mit einer gut gekleideten Chinesin, die von einem jungen Mädchen geschoben wurde. Menschen mit Behinderungen zeigen sich in Peking kaum in der Öffentlichkeit. Ich war deshalb angenehm überrascht, dass man mir mit so viel Freundlichkeit, Höflichkeit und überwältigender Hilfsbereitschaft begegnete. Einen Flohmarktbesuch, der die Fußgänger in unserer Gruppe unheimlich schlauchte, überstand ich im Rollstuhl sehr gut. Fast jeder unserer Gruppe hatte irgendetwas erstanden.

Auf der Insel Hainan wollten wir nach sieben Tagen Großstadt entspannen. Kurz vor Mitternacht angekommen, trafen wir uns zum Essen aus dem Wok. Wir saßen an langen, niedrigen Tischen auf noch niedrigeren Hockern, ich im Rollstuhl, bis gegen drei Uhr zusammen. Am nächsten Tag musste ich mich zunächst darum kümmern, dass die Tür von unserem Hotelzimmer-Bad entfernt wurde, damit mein Rollstuhl durchpasste. Eine weitere Schwierigkeit stellte die Höhe der Toilette dar, sie war einfach zu niedrig. Für mich bedeutete das, dass ich jedes Mal Hilfe brauchte, um mich wieder hochzuziehen. Das restliche Badezimmer war behindertengerecht ausgestattet. Für unseren ersten Ausflug hatte der Boy in Livree uns eine Rampe über die Eingangstreppe gelegt. Bei herrlichem Sonnenschein tranken wir Kokosmilch direkt aus Kokosnüssen. Weil mir die intensive Sonne trotz Hut sehr zusetzte, hielten wir uns die meiste Zeit im Schatten auf. Nachmittags saßen wir dann im Strandcafé bei Kuchen und Cappuccino, vor uns der weiße, wunderschöne Strand mit Palmen und das Chinesische Meer mit seinem glasklaren, warmen Wasser. Unsere Ausflüge in die nähere Umgebung waren sehr interessant. Bei Hindernissen wollten uns vorbeikommende Einheimische immer wieder behilflich sein. Ich sollte auch einmal an unserem idyllischen Strand baden. Die starken Männer unserer Gruppe wollten mich ins Wasser tragen, damit auch ich einmal das nasse, erfrischende Gefühl am ganzen Körper spüren könne. Ausgerechnet da wehte ein zwar leichter Wind, der aber ausreichte, Wellengang zu erzeugen. Also war es wieder nichts mit Baden im Chinesischen Meer. So fuhr mich Harry kurzerhand zum hoteleigenen Pool, dort konnte ich mit seiner Hilfe ins Wasser gelangen. Durch die Wassergymnastik habe ich Ausdauer für eine halbe Stunde Schwimmen. Danach halfen mir Harry und Berthold mit einer speziellen Technik aus dem Pool: sie greifen mir rechts und links unter die Achseln, heben mich erst bis zum Beckenrand hoch und mit einem zweiten Ruck in den schon mit einem Badetuch ausgelegten Rolli. Danach geht's zur Dusche, aufstehen, abfrottieren, anziehen. Bei all diesen Tätigkeiten hat mir Harry geholfen. Abends sind wir dann noch ausgegangen, schön vorsichtig, denn es war schon ziemlich dunkel und bei der spärlichen Beleuchtung war der unbefestigte Weg abenteuerlich uneben für meinen Rollstuhl. Nach einer köstlichen Mahlzeit waren wir alle wie aufgedreht. Es wurde ein lustiger Abend, den wir an unserem Strand fortsetzten. Bei einem Busausflug in die Berge hatte ich Vorsorge getroffen: Ich hatte wenig getrunken und eine Urinschale dabei. Uwe meinte, dass es wohl keine Toilette mit europäischem Standard geben würde. Mittags nahmen wir jedoch in einem überraschend modernen Restaurant am Tisch Platz. Extra für mich wurde eines der Hotelzimmer im gleichen Haus mit europäischer Toilette geöffnet. Ein Ausflug zum Sonnenuntergang am Strand war unsere letzte Aktivität. Der Rückflug ging mit Zwischenstopp dann wieder über Peking, wo wir an unserem allerletzten

Abend in China auf unser Wissen über behindertengerechte Restaurants zurückgreifen konnten.

Ein einzigartiger, erlebnisreicher Urlaub ging seinem Ende entgegen. Ich habe festgestellt, dass es schön ist , wenn man sich aufeinander verlassen kann, und was es heißt, Freunde zu haben,

Petra

»Hört sich an wie in einem Märchen«
Klaus und Inge, MS-Patientenehepaar

Klaus kenne ich seit über elf Jahren. Bei den Radioseminaren haben wir einige Male zusammengearbeitet und oft hat er mich von zu Hause abgeholt. Zufällig traf ich ihn mit seiner Ehefrau Inge, die ich fast genauso lange schon kenne, während meines Aufenthalts 2000 in Laasphe. Spontan bat ich die beiden um einen kurzen Beitrag. Ehen von behinderten Partnern gelten immer noch als besonders schwierig, ich wollte wissen, wie es wirklich ist.

Hallo Pia,
heute möchte ich dir, nach unserer Rückkehr aus der Schloßbergklinik Laasphe den versprochenen Brief schicken. Zunächst einige Daten von mir: Ich bin 43 Jahre alt, geschieden und Vater eines Kindes. Von Beruf bin ich Krankenpfleger. Die Diagnose MS wurde 1988 gestellt, wahrscheinlich bin ich aber schon seit 1976 erkrankt. Seit 1988 bin ich EU (Erwerbsunfähigkeitsrente)-Rentner.

Ich möchte dir einen Teil meiner Lebensgeschichte berichten. 1988 war ein schlechtes Jahr für mich, zahlreiche Krankenhausaufenthalte, der vorzeitige Ruhestand, für mich war damals alles zu Ende – dachte ich. Ich dümpelte herum, hatte erste Kontakte zu anderen MS-Betroffenen, fuhr in die Schloßbergklinik, um wieder aufzutanken und dann zu Hause weiter vor mich hinzudümpeln. Ich hatte damals auch eine Freundin; sie war allerdings nicht die Richtige, das wusste ich schon lange.

1990 hatte ich mich wieder für einen Aufenthalt in der Klinik in Laasphe angemeldet. Anfang August fuhr ich mit einem MS'ler aus Düsseldorf, den ich im Jahr zuvor kennen gelernt hatte, hin und traf einige Bekannte dort wieder. Eine junge Frau fiel mir besonders positiv auf. Sicherlich lebt sie sie wie ich in einer festen Beziehung, so dachte ich. Diese Vermutung sah ich durch lange, abendliche Telefonate bestätigt. In den nächsten Tagen lernte ich sie kennen. Wir trafen uns im Raucherraum, wo wir uns intensiv und lange unterhielten, jeder erzählte seine Lebensgeschichte. Es war Inge, wie ich geschieden, kinderlos, lebte damals alleine etwa 120 Kilometer von mir entfernt. Nach zehnjähriger MS-Karriere war sie immer noch gehfähig. Einige Tage später, beim Tanzen traute ich mich, Inge meine Liebe zu gestehen. Sie empfand genau wie ich, nach eineinhalb Wochen machte ich Inge einen Heiratsantrag. Dann kam das Ende meines Aufenthaltes in der Klinik; sie musste noch eine Woche bleiben. Unsere Telefonkosten und Portogebühren schnellten in die Höhe, dann war die Woche vorbei und ich fuhr bepackt mit vielen Sachen zu Inge. Aus unserem Vorsatz, zunächst nur eine Wochenendpartnerschaft zu führen, wurde nichts. Ich kam und blieb.

Von nun an lebten wir gemeinsam und sehr glücklich (Anmerkung von Inge: »Hört sich an wie im Märchen«) in einer 70-Quadratmeter-Wohnung im Hochparterre. Für mich war der Umzug vom Ruhrgebiet aufs Land eine kolossale Umstellung. Aber ich gewöhnte mich schnell ein und lernte meine neue Heimat kennen und schätzen. Kaum wohnten wir zusammen, bekamen Inge und ich von Freunden und Verwandten jede Menge gut gemeinter Ratschläge: Ist das nicht voreilig? Passt ihr zusammen, beide krank? Wir haben das nicht als Einmischung verstanden, die lieben Verwandten wollten uns nur eine neue Enttäuschung ersparen. Sie haben aber schnell bemerkt, dass ihre Sorgen unbegründet waren. Die MS als bestimmendes Thema trat immer mehr in den Hintergrund. Bei mir verschwanden oder verminderten sich viele Symptome. Ich konnte wieder richtig reden und schreiben, ohne Krücken laufen, aufstehen und hinsetzen. Cortison und Imurek sind Fremdworte für mich geworden. Wenn ich viel Ruhe und meinen Mittagsschlaf sowie meine intakte Partnerschaft habe, geht es mir mit kleinen Einschränkungen gut. Inge hat sich auch weitestgehend mit ihrer MS arrangiert. Sie hatte schon vorher mehr Beeinträchtigungen als ich, aber sie und auch ich kommen gut damit klar. Wir laufen beide, allerdings immer zu viert: Inge, ich,

Tibbie, unser Hund, und eine Unterarmstütze, das geht zwar langsam, aber es klappt gut.

Weihnachten 1990 verlobten wir uns, Oktober 1993 folgte die Trauung. Nach langer, intensiver Planung bauten wir uns ein behindertenfreundliches Haus, in das wir Ende Januar 1995 einzogen, ein Bungalow ohne Stufen, mit breiten Türen. Wir fühlen uns beide sehr wohl und genießen das Haus und den Garten in vollen Zügen. Wir kennen uns jetzt über zehn Jahre und haben unseren siebten Hochzeitstag schon hinter uns. Rückblickend waren das sicher die besten Jahre unseres Lebens.

Für einen gesunden Beobachter erscheint es vielleicht langweilig, als Frührentner zu leben. Wir sind hingegen froh, dass wir einander haben und unser Haus und den Garten weitestgehend alleine in Ordnung halten können. In verschiedenen ehrenamtlichen Bereichen, besonders in unserer MS-Gruppe engagieren wir uns sehr. Das kann manchmal sogar etwas stressig sein, ist aber positiv.

Was auf uns zukommen mag, wissen wir noch nicht. Man kann nur hoffen.

Gott sei mit Euch!
Klaus

»Schon mal ein paar Tränen, um sich zu erleichtern« Tanja, MS-Betroffene

Tanja, der Name ist ein Pseudonym, ist eine temperamentvolle, jugendliche Frau unter 40, mit eigener Meinung, Lebensstil, selbstgewählt kinderlos. Sie lebt in einer Partnerschaft, hat viele kulturelle Interessen. Aus unseren Gesprächen habe ich den Eindruck, ihr Beruf bedeutet ihr sehr viel, auch noch nachdem sie vorzeitig in den Ruhestand getreten ist. Unser Kontakt vor fast vier Jahren durch den MS-Neubetroffenen-Kreis war hilfreich für sie. Seitdem hat sich ihr Gang so verschlechtert, dass sie zum sicheren Gehen einen Rollator benutzen muss. Betaferon, später Avonex, mit dem sie seit drei Jahren behandelt wird, haben diese sichtbaren MS-Symptome nicht verhindert.

Liebe Pia,
da hab ich mal gesagt, dass für MS zu wenig Öffentlichkeitsarbeit zwischen Betroffenheitslyrik und rein sachlicher Abhandlung gemacht wird, und jetzt muss ich wohl dazu stehen und was dazutun.

Zum Zeitpunkt meiner MS-Diagnose vor drei Jahren hatte ich Schwierigkeiten, ohne Führung gehen zu können. Ich torkelte durch die Gegend, bis ich meinte, dass es genug sei. Ich suchte nach einem Facharzt, dem ich trauen konnte. Ich fand einen Neurologen in einer Klinik. Er untersuchte mich und befragte mich sehr ausführlich, bevor er mir sagte, dass ich Multiple Sklerose habe. Er bot mir ein ausführliches Gespräch eventuell mit Partner an. Das werde ich diesem Arzt nie vergessen. Ich habe dann auch eineinhalb Stunden mit ihm gesprochen. Dies war der Einstieg in eine produktive Auseinandersetzung mit dieser Krankheit. Der Ärger begann dann mit der Weigerung meiner Krankenkasse, die Kosten des Gesprächs zu übernehmen. Ich protestierte und konnte schließlich die Krankenkasse überzeugen.Wichtig an diesem Protest war für mich, dass ich mich für etwas einsetzte, was mir gut tat und ich auch dahinter stehen konnte. Ich habe sicherlich zeitweise mich selbst und wahrscheinlich auch andere überfordert. Es war aber für mich wichtig, mich nicht gleich zu Beginn meiner MS-Karriere irritieren zu lassen.

MS zu haben, diese Einsicht hat mich seelisch verletzt. Ich sah meine Selbstständigkeit in Gefahr. Um mich vor Enttäuschungen zu schützen, ließ ich kaum jemanden an mich ran. Im Prozess der Auseinandersetzung mit der Krankheit fiel mir auf, dass ich meine Geschichte unterschiedlich erzählte, je nachdem wie ich meine Geschichte interpretieren wollte.

Irgendwann, viele Jahre vor der Diagnosestellung, konnte ich plötzlich nicht mehr schreiben. Ich war nicht in der Lage, einen Stift zu halten und zu führen. Ich wurde zum Neurologen geschickt und der behandelte mich in Richtung Psychosomatik. Tatsächlich hatte ich zu der Zeit ziemlichen Stress. Ich bekam Tranquilizer, der Arzt wies mich nicht auf Nebenwirkungen hin, nach einem Beinahe-Autounfall brach ich die Behandlung ab. Der Arzt hat sich fürchterlich aufgeregt, aber kurze Zeit später war wieder alles im Lot und die Sache war für mich erledigt; ich hatte mir recht unkompliziert zu helfen gewusst.

Jahre später knickte beim Laufen immer das linke Knie ein. Der Neurologe fand keine Ursachen, ich musste weinen wegen der unerträglichen Situation. Während bei mir ein EEG gemacht wurde, drehte im

Wartezimmer ein anderer Patient durch. Zu alledem äußerte sich der Arzt nicht, es gab in dieser Praxis nicht einmal Taschentücher. Schließlich überwies er mich in ein Krankenhaus. Ich wurde untersucht und mit Infusionen behandelt. Auf meine Nachfrage sagte man mir nur, dass ich eine Entzündung hätte und deshalb die Infusionen nötig seien. Der Stationsarzt meinte, dass mir schon mal öfter was hinfallen könnte. Ich fragte, ob meine Pläne, mich beruflich zu verändern, jetzt nicht mehr realisierbar seien. Dies wurde verneint.

Als ich dann erfuhr welche Krankheit ich habe, war ich schockiert. Meine bisherigen Erlebnisse mit Ärzten bekamen eine andere Bedeutung. Ich habe darauf zunächst mit fassungsloser Wut reagiert und mich erst einmal im Schuldzuweisen geübt. Ich konstruierte Zusammenhänge, die objektiv nicht bestanden und fügte einzelne Erlebnisse so zusammen, wie es mir genehm war. Ich bastelte mir meine eigene Geschichte möglichst dramatisierend zurecht. Alles war dem emotionalen Bedürfnis geschuldet, mit der eigenen Krankheitsgeschichte zurechtzukommen. Da braucht man schon mal ein paar Tränen, um sich zu erleichtern.

Es gibt noch eine weitere Variation meiner Geschichte, das ist die von der Powerfrau, die immer alles gekriegt hat, was sie wollte. Ich genoss eine geschlechtsspezifisch traditionelle Erziehung. Ich war lieb und artig. Meistens habe ich gemacht, was meine Eltern wollten und das klappte reibungslos, solange brisante Angelegenheiten irgendwie umgangen wurden. Das war meine Art, in den Genuss einer unbeschwerten Kindheit zu kommen. Der Preis dafür war, dass das Verhältnis zu meinen Eltern nicht offen und unehrlich war. Ich hatte zeitig einen festen Freund, mit dem ich alles teilen konnte, was mit den Eltern nicht ging. Aber das war nicht so ganz das, was ich wirklich wollte. Ich zog also die entsprechenden Konsequenzen und änderte mein Leben. Dann bekam ich meine Abreibung, die Krankheit. Mein Vater kommentierte meinen Lebensstil schon vor Zeiten: »Wenn es einem Bären zu gut geht, geht er auf das Eis tanzen.«

Die ganze Geschichte könnte man sicher noch mehrfach mit jeweils anderen Akzenten erzählen, mein Erfahrungsbericht ist zu einem Selbsterfahrungsbericht geworden. Was ich wirklich wichtig finde, ist festzustellen, dass es nichts bringt, sich auf eine bestimmte Lesart der eigenen Krankheitsgeschichte festzulegen. Die eigene Situation lässt sich immer aus unterschiedlichen Blickwinkeln darstellen. So oder so: Die Vergangenheit lässt sich nicht umschreiben oder ändern. Aber die Gegenwart wird von mir vor dem Hintergrund meines Selbstverständnisses gestaltet, was immer auch Vergangenheitsbewältigung bedeutet. Und genau das ist der Spielraum, den ich habe: der Spielraum zwischen den unendlichen Gestaltungsmöglichkeiten, die mir verschlossen sind und den vielfältigen Gestaltungsmöglichkeiten, die jenseits des Gewohnten und Üblichen liegen.

Tanja

»Damit müssen Sie leben lernen«
Giselas Erfahrungen

Wir kennen uns schon lange und ich bin noch immer dankbar, die Erzieherin Gisela beim ersten »Betroffene beraten Betroffene«-Lehrgang kennen gelernt zu haben. Vor Beginn dieses Treffens fuhr sie mit ihrem Rolli den steilen Pfad zur Talsperre hinunter, ganz alleine und trotzdem wirkte sie selbstsicher und irgendwie zufrieden. Seitdem haben wir viele Seminare zusammen hinter uns gebracht und ich freue mich immer auf einige Stunden mit ihr. Schon durch ihre Ausstrahlung und ihre Art, die Dinge anzugehen, ist sie mir Vorbild. Ironie des Schicksals: Einige Jahre pflegte Gisela ausgerechnet den Menschen, der von Krankheit nichts wissen wollte, ihren Mann, liebevoll und erfolgreich.

Hallo Pia,
MS, was hieß das schon in den Anfängen für mich. Eine Krankheit wie Grippe, nach kurzer Zeit ausgeheilt. Oder wie mein Arzt 1972 sagte: »Eine Krankheit, mit der ich mir den Nobelpreis verdienen könnte.« Dabei ging es mir doch so mies und ich versuchte immer und immer wieder, sie zu ignorieren. Was blieb mir auch weiter übrig? Drei kleine Trabanten und ein Mann erwarteten, dass ich zügig von morgens bis abends für sie da war. Mein Sohn war ein Jahr alt, meine Töchter drei und vier. Wie sie festhalten, wie sie anziehen, ohne Gefühl in den Händen? Mein Mann war zuständig für die Werkstatt, da tat er genug für den Unterhalt der Fa-

milie. Ich erledigte die Hausarbeit normal weiter; bis zum nächsten Umfallen. Jedes Mal weinte ich bei meinem Neurologen, der nur den Trost hatte, dass ich damit leben lernen müsse. Aber ich wollte, dass es aufhört, es sollte endlich wegbleiben. Gleichgewichtsstörungen ließen mich laufen wie betrunken, schlechtes Sehen ließ mich die Bordsteinkante übersehen, immer hörte ich die Leute hinter mir tuscheln. Es war grauenvoll. Bauarbeiter hielten mich für betrunken und boten mir an, mit ihnen zu saufen. Der ekelhafte Höhepunkt war, dass man mich festhielt und mir die Bierflasche an den Mund setzte.

Wie oft war ich in einer Bonner Klinik, wo mir, bei meinem ersten Aufenthalt, der Stationsarzt ein Wiedersehen in sechs Monaten oder in zehn Jahren prophezeite, je nach Krankheitsverlauf. Ich schaffte nur ein viertel Jahr. Meine Blase fiel aus, ich musste vier Monate einen Dauerkatheder tragen, außerdem hatte ich massive Sehstörungen und vieles mehr. Niemand sagte etwas von MS, immer noch nicht. Danach lag ich oft in Sieglar im Krankenhaus. Von Schwestern und Ärzten wurde ich geliebt, weil ich als vorbildliche Patientin positiv dachte, immer freundlich und fröhlich war. Ich wurde mit Cortison behandelt, mit Bädern, Krankengymnastik, Massagen und Gesprächen verwöhnt, aber eine echte Besserung stellte sich nicht ein.

Mein Mann wollte nichts vom Kranksein wissen. Kein Gespräch mit dem Arzt, viel weniger noch mit mir. Ein Gespräch meines Mannes mit dem Arzt war jedoch Entlassungsbedingung, er brauchte 8 Tage dazu. Es blieb allerdings dabei, Krankheit passte nicht ins Konzept meines Partners. Ich blieb auch weiterhin auf mich allein gestellt, die Kluft zwischen uns erweiterte sich immer mehr. Ich hatte in eine Familie geheiratet, in der als lebenswert nur galt, wer arbeitete. Wie oft meine Kissen nass von Tränen waren, kann ich nicht mehr zählen.

Dann war meine älteste Tochter, damals neun Jahre alt, selbstmordgefährdet: »Mama ist so oft im Krankenhaus und ich bin so allein. Opa, hol' mich doch (das war mein Schwiegervater, der schon lange tot war), ich will tot sein!« So rief sie immer wieder. In meiner Not meldete ich mich bei der Erziehungsberatungsstelle zu einem Gespräch an. Andrea sollte hinkommen. Ich sehe sie heute noch mit ihrem Stofftier unter dem Arm. Sie saß so verloren da, das Herz blutete mir. Nach drei Sitzungen wollte sie nicht mehr. Das war, im Nachhinein, mein Glück, so komisch sich das auch anhört. Es stellte sich heraus, dass ich die Quelle ihrer

Traurigkeit war. Aber aus einem ganz anderen Grund, als ich dachte. Immer hatte ich geglaubt, alles von den Kindern fernhalten zu müssen. Nie hatte ich mit ihnen über meine Krankheit gesprochen. Ich meinte, sie nicht damit belasten zu können. Da sie mich aber mit meiner Krankheit erlebten, konnten die Kinder es nicht einordnen, besonders Andrea nicht. So war ich die Ursache ihrer Todessehnsucht. Zuerst war ich geschockt und es hat mich fast verzweifeln lassen, weil ich es doch nur gut gemeint hatte. Doch durch meine Gespräche mit der Therapeutin gelang es, ihr zu helfen. Jetzt ging ich jede Woche zur Therapie und so bauten wir gemeinsam Andrea einen Weg. Mit der Therapeutin bin ich noch heute nach 25 Jahren befreundet.

Mein zweites Sorgenkind wurde mein Sohn, ein Kruppkind. Wie oft fuhren wir mitten in der Nacht in die Kinderklinik nach St. Augustin. Wir hatten immer das Glück, rechtzeitig dort zu sein. Meine zweite Tochter blieb auch nicht verschont. Über einige Jahre musste sie ständig eingegipst werden, weil sie Sichelfüßchen hatte. Solche Aufregungen taten meiner MS nie gut. Um nicht jedes Mal ins Krankenhaus zu müssen, bat ich um ambulante Betreuung zu Hause. Nach fünf Wochen ambulanter Behandlung ging es dann jedes Mal doch wieder in die Klinik. Immer das gleiche Spiel. Im Laufe der Jahre beruhigte sich meine MS, es kam zu einem Stillstand. Das machte mir Mut, eine Idee zu verwirklichen, die man an mich herangetragen hatte. Ich gründete eine Selbsthilfegruppe. Gemeinsam in einem Boot zu sitzen, stärkte meinen Rücken und gab mir Selbstvertrauen. So konnte ich meine Erfahrungen weitergeben. Dort konnte ich mich hängen lassen, ohne große Erklärungen abgeben zu müssen. Jeder Patient kennt solche Situationen.

Als vor einigen Jahren mein Mann nach einer Gehirnblutung für einige Zeit selber zum Pflegefall wurde, auch da verzweifelte ich nicht. Damals ging es ihm wirklich schlecht, doch er schaffte es dank eines guten Arztes und liebevoller Betreuung zu Hause, wieder auf die Beine zu kommen. Diese schwierige Zeit machte mich trotz allem stark, weil ich nun diejenige war, die helfen und unterstützen konnte.

Ich bin religiös, mein Glaube an die Muttergottes hat mich gestärkt und am Verzweifeln gehindert. Es gab und gibt Zeiten, in denen ich am Boden zerstört und unheimlich traurig bin, durch sie kann ich diese Traurigkeit überwinden und auch fröhliche Momente besser genießen. Ein Beispiel dafür ist unser Gruppenausflug nach Holland. Ich liebe das

Meer, diesmal konnte ich einfach nicht anders, ich musste hinein und sei es mit Rolli. Die Schaumgeborene, so nannte ich mich im Stillen, denn vom Rolli war nichts mehr zu sehen. Es war recht stürmisch und mit ausgebreiteten Armen stand ich in den Wellen, der Schaum verhüllte meinen Rollstuhl und ich war glücklich.

Wenn ich meine Krankheitsgeschichte Revue passieren lasse, muss ich feststellen, dass es mir derzeit wirklich gut geht. Ich gebe die Hoffnung nicht auf, eines Tages wieder ohne Rolli unterwegs sein zu können. Mein Optimismus ist ungebrochen. Dabei unterstützt haben mich viele, die ich in diesen Jahren kennen gelernt habe. Menschen, die Verständnis aufbrachten, die mit mir weinten, die mit mir lachten. Ja, auch jene, die mich kritisierten, obwohl ich das ja bei weitem nicht so gerne gehört habe. Und ganz besonders halfen mir meine Kinder, die nun erwachsen sind und selber Kinder haben. Meine Enkel halten mich auf Trab und ich bin mit Leib und Seele Oma. Zwar bin ich auch mal traurig, wenn ich nicht so mit ihnen laufen kann, aber das Spielen im Sitzen macht auch Freude. Ich liebe sie und sie lieben mich, so wie ich bin.

Mein Lebensmotto ist, niemals aufzugeben.

Tschüss,
Gisela

Multiple Sklerose-Therapie mit Medikamenten

PD Dr. med. Michael Haupts

Privatdozent Dr. med. Haupts, Neurologe und Oberarzt von Professor Gehlen am Knappschafts-Krankenhaus Bochum-Langendreer, hält Vorträge und besucht zahlreiche Kongresse zum Thema MS-Therapie. Christiane ist regelmäßig Patientin in diesem Hospital und dadurch auch Patientin von Dr. Haupts. Wir sind froh und dankbar einen so kompetenten Fachmann für dieses schwierige Thema gewonnen zu haben.

Als C. Ruscheweih und P. Lürssen mich baten, für ihr vorliegendes Buch ein Kapitel über Therapie der Multiplen Sklerose zu schreiben, habe ich spontan zugesagt – schließlich ist MS-Therapie und das Berichten darüber seit 15 Jahren eine meiner wesentlichen beruflichen Beschäftigungen. Ich finde es in jeder Weise unterstützenswert, wenn Betroffene selber gegen die Krankheit aktiv werden. Die Probleme kamen dann beim Schreiben: wie soll man aus der rasch wachsenden Zahl an effektiven Therapien für die Multiple Sklerose, die doch alle bisher die Krankheit nicht heilen können, die »richtige« Auswahl für den betroffenen Leser treffen, der vielleicht mit einer ganz seltenen Variante der MS oder einem ungünstigen Krankheitsverlauf ohne Ansprechen der üblichen Medikamente zu kämpfen hat? Soll man wirklich nur auf die neuen Medikamente abzielen, wo doch die großen Erfolge in der MS-Therapie gerade in der Kombination von Vorsorge, Krankengymnastik, Hilfe zur Selbsthilfe, Vermeidung von Komplikationen stattgefunden haben? Ein Therapiehandbuch mit genauen Dosierungsangaben (»täglich 3 x 1, oder 15 mg des Alternativmittels ...«) kann das Kapitel nicht werden. Im Gegenteil, nach meiner Erfahrung gibt es im Einzelfall viele verschiedene Gründe, die für oder gegen ein Medikament sprechen – und die eröffnen sich eher im persönlichen Gespräch mit einer versierten Fachfrau oder einem erfahrenen Fachmann. Ich habe mich entschlossen, die Aufgabe mit Fragen von mehreren Seiten anzugehen.

Warum ist MS-Therapie so schwierig?
Multiple Sklerose zeigt sich immer erst dann mit Beschwerden, wenn unterschwellige biologische Vorgänge wie das »Scharfmachen« von weißen Blutkörperchen (Lymphozyten) gegen Markscheiden des Zentralnervensystems oder akute Entzündungsvorgänge bereits stattgefunden haben. Und es gibt bisher keinen einzelnen Laborbefund, mit dem man 100 % sicher eine MS diagnostizieren kann. Also kommt jede Therapie zwangsläufig immer »spät«.

Ein ähnliches Problem macht es schwer, ein Fortschreiten der MS oder einen Therapieerfolg festzustellen: Man muss oft lange warten, ob ein neuer Schub oder weitere Behinderungen auftreten – oder sich mit Rückschlüssen aus Zusatzuntersuchungen wie Kernspintomographien oder evozierten Potentialen (wie z. B. visuell evozierten Potentialen, VEP) behelfen, die aber auch nicht das ganze Erkrankungsspektrum abbilden.

Und dann ist da auch noch die große, kaum vorhersagbare Verschiedenheit der MS-Verläufe: Hilft das Medikament so gut – oder hat die Krankheit zwei Jahre Ruhe eingelegt? Deshalb müssen sich Arzneiprüfungen auf die Untersuchung vieler, möglichst ähnlicher Fälle über Zeiträume von mehr als nur ein paar Monaten stützen (eine unabdingbare Voraussetzung für die Zulassung moderner Arzneimittel) – dass eine Therapie dem einen geholfen hat, garantiert keinen Erfolg bei einer anderen Form der Erkrankung. Multiple Sklerose kann so »multipel«, von Fall zu Fall so verschieden verlaufen, dass Ratschläge im Einzelfall immer des persönlichen Kontakts mit einem Fachmann bedürfen, einem Arzt bzw. einer Ärztin für Neurologie oder Nervenheilkunde. Sie oder er können auch erprobte nicht-medikamentöse Behandlungen nennen oder weitere Spezialisten hinzuziehen.

Wo kann MS-Therapie ansetzen?
Bekannt ist, dass man bei MS im Gehirn Stellen von Auflösung der Nervenhüllen, der Markscheiden, finden kann; bestehen sie schon länger, vernarben sie (das wird dann mit »Sklerose« bezeichnet). Die Markscheiden bestehen aus Myelin; daher spricht man bei der Erkrankung von Demyelinisierungs-Herden oder Plaques. Als Ursache der Zerstörung nimmt man an, dass Abwehrzellen aus dem Blut, Lymphozyten (=weiße Blutkörperchen), zusammen mit Überträgerstoffen (Zytokinen) des körpereigenen Abwehrsystems und Fresszellen die Myelinhüllen

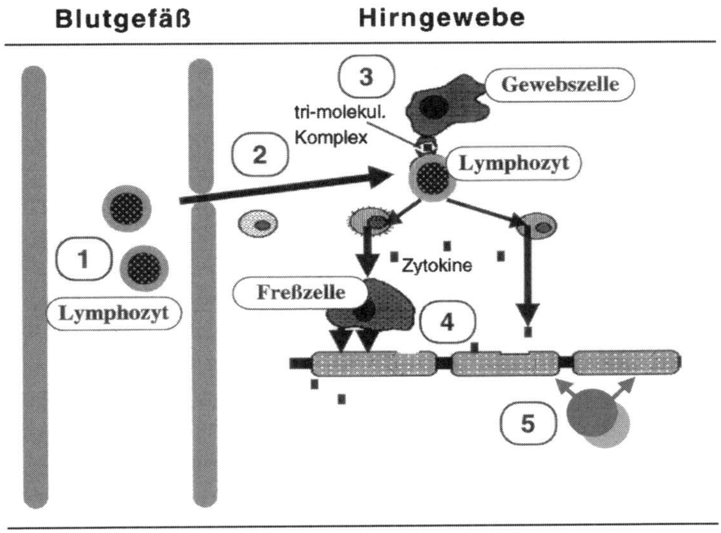

Abbildung: Phasen des MS-Erkrankungsgeschehens

1. Körpereigene Abwehrzellen, Lymphozyten, »lernen« Markscheiden des Zentralnervensystems als »fremd« zu betrachten.
2. Lymphozyten aus dem Blut durchdringen die normalerweise dichte Blut-Hirn-Schranke.
3. Im Hirngewebe »erkennen« die Lymphozyten ihre »Ziele«, die von umgebenden Zellen dargeboten werden (»trimolekularer Komplex«). Eine Entzündungsreaktion von immunaktiven Zellen und Überträgerstoffen beginnt.
4. Markscheiden werden angegriffen und zerstört; die Reste werden von Fresszellen abgebaut.
5. Verbliebene myelinbildende Zellen reparieren, so weit möglich, die Markscheiden. Umgebendes Gewebe bildet »Narben«.

angreifen und zerstören (s. Abbildung). Auch die freiliegenden Nervenkabel ohne schützende Hüllen nehmen offensichtlich Schaden – dies wird mit dem Begriff der axonalen Schädigung benannt. Warum die Lymphozyten das eigene Gewebe als fremd betrachten und angreifen, ist bis heute ebenso wie bei vielen anderen Autoimmunkrankheiten unklar. Auslösefaktoren wie z. B. Infektionserkrankungen oder Fieber, auch angeborene Empfänglichkeit, könnten eine Rolle spielen. Bis zu einem gewissen Grad kann der Körper offensichtlich Selbstheilungskräfte einsetzen, die in späteren, fortgeschrittenen (»progredienten«) Stadien der Erkrankung aber wohl nicht mehr ausreichen, weitere Schäden zu verhüten.

Insgesamt ergeben sich damit mehrere Phasen des Erkrankungsgeschehens:

1. Körpereigene Abwehrzellen, Lymphozyten, »lernen« Markscheiden des Zentralnervensystems als »fremd« zu betrachten; damit ist die Grundlage für zukünftige – oft erst Jahre später folgende – Angriffe gelegt.
2. Lymphozyten aus dem Blut durchdringen die normalerweise dichte Blut-Hirn-Schranke, z. B. im Zuge einer Virusgrippe.
3. Im Hirngewebe »erkennen« die Lymphozyten ihre »Ziele«, die von umgebenden Zellen dargeboten werden. Zellen und Ziele lagern sich in einem »trimolekularen Komplex« zusammen; eine Entzündungsreaktion von immunaktiven Zellen und Überträgerstoffen bricht los.
4. Markscheiden werden angegriffen und zerstört; die Reste werden von Fresszellen abgebaut.
5. Verbliebene myelinbildende Zellen reparieren, soweit möglich, die Markscheiden. Umgebendes Gewebe bildet eine »Narbe«.

Was ist bei der MS zu behandeln?

1. Am wirksamsten wäre eine Vorbeugung oder Verhütung der MS. Solange aber nicht klar ist, wann und weshalb diese Erkrankung entsteht – viel spricht dafür, dass dies Jahre vor den ersten Beschwerden und damit auch der Diagnose sein kann –, besteht diese Behandlungs-Möglichkeit nicht.

2. Im weiteren Verlauf zeigt eine MS oft schubförmige Verschlechterungen und Verbesserungen der Erkrankung. Als Grund dafür nimmt man heutzutage Aktivierungen des Immunsystems an. Wenn die normalerweise nicht passierbare Blut-Hirn-Schranke doch durchlässig wird – dies könnte z. B. bei manchen Virusinfekten der Fall sein –, dann finden

T-Lymphozyten, weiße Blutkörperchen, die auf Merkmale der Myelinscheiden im zentralen Nervensystem »geprägt« sind, »ihre« Antigen-Merkmale in Gehirn und Rückenmark. Als Konsequenz starten sie eine Immunantwort, an deren Ende die Zerstörung der Myelinscheiden steht.

Akute, schwere Entzündungsschübe werden deutlich abgekürzt, wenn man Kortison-ähnliche Medikamente gibt. Früher gab man das ACTH (»adreno-corticotropes Hormon«) als Vorläufer-Hormon, das den Körper zur Ausschüttung von eigenem Kortison anregt. Später behandelte man unmittelbar mit Kortison in Tabletten oder Spritzenform. Die besten Erfolge zeigen moderne Kortikoide wie Methylprednisolon; werden sie hochdosiert als Kurzinfusion intravenös gegeben, z.B. als Pulstherapie über 3-5 Tage jeweils 1000 mg, dann lassen sich mit relativ wenig Nebenwirkungen Entzündungsvorgänge auch über die Blut-Hirn-Schranke hinweg rasch stoppen. Es gibt unter den Ärzten eine Diskussion über Dauer der Anwendung und auch darüber, ob eine Nachphase mit Tabletten (»Ausschleichen») sinnvoll ist. Dosierungen von 100 oder 200 mg lassen sich leichter auch in Tablettenform geben. Mobile Patienten mit Störungen vorwiegend im Bereich von Beinen und Blase können gelegentlich auch von Gaben von 20–80 mg Triamcinolon-Acetonid intrathekal, also mittels Lumbalpunktion in den Wirbelkanal, profitieren, besonders wenn vorher Kortikoidmedikamente als Tabletten, Spritzen oder Infusionen erfolglos blieben. Obwohl die Mechanismen der Wirkung nicht eindeutig klar sind, wurden reduzierte Spastik, Gehverbesserung und verbesserte Blasenfunktion beobachtet. Nebenwirkungen beziehen sich im Wesentlichen auf die wiederholten Lumbalpunktionen und das Einspritzen des Medikaments; Hirnhautentzündungen wurden in einzelnen Fällen beobachtet. Nicht alle Schübe müssen oder können mit Kortikoid-Präparaten behandelt werden. Dies gilt z.B. für leichte Verschlechterungen ohne wesentliche Behinderung, oder Menschen mit »Kontra-Indikationen« gegen Kortikoide wie z.B. frische Magengeschwüre. Wahrscheinlich besteht die ärztliche Kunst nicht zuletzt darin, für jeden Patienten die angemessene Behandlung zu finden. Dauerbehandlungen mit Kortikoiden sind nicht empfehlenswert und bringen viele Nebenwirkungen mit sich.

Treten häufigere Erkrankungsschübe auf, oder zeigen sich bei den Untersuchungen zur Diagnosestellung Zeichen für einen besonders aktiven Krankheitverlauf mit höherem Risiko für folgende Schübe, dann sollte man eine vorbeugende Behandlung erwägen. Das Konsensuspapier österreichischer, schweizer und deutscher MS-Spezialisten nennt dafür 4 alternative Behandlungsmöglichkeiten: das »ABC« von Azathioprin (z. B. »Imurek®«), Beta-Interferonen (»Betaferon®", »Avonex®", »Rebif®«) und COP-1 (»Copaxone®«, Glatiramer-Acetat), sowie Immunglobuline in Infusionsform (i.v.IG, verschiedene Hersteller). – Azathioprin hemmt u. a. Entzündungszellen. Beta-Interferon ist ein Botenstoff des menschlichen Immunsystems (als Medikamente gibt es Beta-Interferon 1a und 1b). Das Aminosäuregemisch Glatiramer-Acetat (Copaxone®: Glutamin, Lysin, Alanin, Tyrosin) ähnelt entfernt den Oberflächeneigenschaften von Nerven-Myelinhüllen. Immunglobuline werden aus Blutspenden gewonnen, gereinigt und angereichert. – Bisher belegt sind Erfolgs-Chancen von ca. 30% bei der Schubverhütung, bis 50% Abmilderung neuer Schübe für das genannte ABC, und zwar für alle Medikamente in fast gleicher Größenordnung. Besonders gut geprüft und belegt sind Beta-Interferone (Betaferon, Avonex, Rebif). Gewisse Unterschiede gibt es in Kernspintomografiebefunden: Darin zeigt sich die Wirkung der Beta-Interferone rascher als die von Glatirameracetat („Copaxone®«), wie das bisher als COP-1 oder Copolymer benannte Aminosäuregemisch jetzt als Arzneistoff genannt wird. Azathioprin und Immunglobuline sind bei MS weniger gut geprüft; sie werden aber in vielen Fällen mit gutem Erfolg seit Jahren angewendet.

Bis zum wirksamen Schutz vergehen viele Wochen. Da Interferone und Glatiramer-Acetat gespritzt werden müssen (Glatiramer-Acetat täglich, Interferone ein- bis dreimal pro Woche), haben einige Patienten ärgerliche Probleme mit Hautreaktionen an den Stichstellen. Der Körper reagiert zu Beginn einer Behandlung mit Interferonen wie bei einer Grippe mit Unwohlsein, z. T. mit Fieber, so dass Fiebermedikamente eingesetzt werden sollten. Bei längeren Reisen muss die gekühlte Lagerung der empfindlichen Medikamente organisiert werden. Azathioprin senkt die Abwehrkräfte und kann erhebliche Magenprobleme verursachen, Blutbildkontrollen sind erforderlich. Schwangerschaften sind bei allen diesen Medikamenten unbedingt zu vermeiden. Immunglobuline haben dieses Handicap nicht, müssen aber als mehrstündige Infusion und mit den Vorsichtsmaßnahmen aller Blutprodukte gegeben werden. Sie gelten bisher nicht als Mittel der ersten Wahl und sind daher begründeten Einzelfällen vorbehalten. Als neues Behandlungsprinzip kann Natalizumab (»Antegren®«) angesehen werden. Dieser Antikörper verhindert den Durchtritt von Entzündungszellen durch die Hirnschranke. Das entsprechende Medikament wird 2005 eingeführt, es wird als Infusion verabreicht.

Wenn die vorgenannten Mittel zu keinem Erfolg führen, dann gibt es Möglichkeiten der Eskalation: Cyclophosphamid (»Endoxan®«) und vor allem Mitoxantron (»Ralenova®«) sind Hemmstoffe des Zellwachstums, die nicht nur auf Tumorzellen, sondern auch auf die Lymphozyten des Körpers (ebenso wie auf alle anderen rasch wachsenden Gewebe des Körpers, z.B. Schleimhäute oder auch Haare), hemmend wirken. Mitoxantron kann sogar die Blut-Hirn-Schranke durchdringen. In den letzten Jahren wurde nachgewiesen, dass Dosierungen von 5 und 12 mg pro Quadratmeter Körperoberfläche als Infusion in 3-Monatsabständen Schübe und neue kernspintomographische Plaques bei der MS deutlich reduzieren. Allerdings soll wegen der Gefahr einer Herzmuskelschädigung eine Gesamtdosis von ca. 140 mg Mitoxantron pro Quadratmeter Körperoberfläche nicht überschritten werden, die Anwendung ist dadurch deutlich begrenzt. Ganz aggressive Therapien, wie z.B. Plasmapherese (»Blutwäsche«), sollten rasch fortschreitenden Problemfällen vorbehalten bleiben.

Bereits bestehende Störungen, die nach früheren MS-Entzündungen (nach Art von »Narben«) an den Nerven zurückgeblieben sind, können nicht durch diese immunologisch wirksamen Medikamente geheilt werden. Bei MS-Verlaufsformen, bei denen überhaupt keine Entzündungsschübe auftreten (primär progrediente Form), können Azathioprin, Interferone, Copolymer, aber auch Mitoxantron oder Antegren nach heutigem Wissensstand nichts verhüten.

3. An dieser Stelle ist es wichtig daran zu erinnern, dass große Erfolge in der Behandlung der MS nicht nur auf Medikamenten beruhen. Insbesondere die Verordnung von Krankengymnastik auf neurophysiologischer Grundlage in Kombination mit Techniken der Physiotherapie, der Vermeidung von Harnwegsentzündungen und Körperpflege, hat für viele MS-Patienten erhebliche Verbesserungen der Mobilität und Lebensqualität zur Folge. Allgemein bezeichnet man Therapieformen, die nicht unmittelbar im Erkrankungsgeschehen, sondern an den Folgen ansetzen, als »symptomatische« Therapien. Die wesentlichen davon werden im Folgenden kurz dargestellt.

3.1 Therapie gegen Spastik: Spastik ist eine Steigerung von Muskelspannung und Reflexen durch zentral-nervöse Schäden, die Multiple-Sklerose-Betroffene schwer behindern kann. Gehen und andere Bewegungen können infolgedessen stark gehemmt oder unmöglich sein. Nicht alle Mechanismen der Spastik sind heutzutage bereits klar definiert. Eine Messung von Spastik ist schwierig.

Medikamentengruppen der ersten Wahl gegen Spastik in Tablettenform sind Baclofen (z. B. »Lioresal®« u. a.) und Tizanidin (»Sirdalud®«). Verschiedene Benzodiazepin-Derivate, Tolperison, Clonidin, Memantine oder Dantrolen sind alternativ verfügbar. Medikamente gegen Spastik sollten immer in Kombination mit Krankengymnastik angewendet werden. Mögliche Nebenwirkungen der Therapie sind sorgfältig zu beachten: Es kann das Problem auftreten, dass die Behandlung Muskel-Schwäche oder starke Ermüdung hervorruft.

Intrathekale, also über Lumbalpunktion mittels Pumpensystemen in den Wirbelkanal eingebrachte antispastische Therapie mit Baclofen (»Lioresal®«) kann besonders bei gehunfähigen Patienten mit schwerer, schmerzhafter, invalidisierender Spastik hilfreich sein. Die Wirkung kann durch eine geringe Testdosis von 25 (bis ca. 100) Mikrogramm (µg) geprüft werden. Besondere Nebenwirkungen und Gefährdungen dieses Verfahrens müssen beachtet werden: Eine Operation ist erforderlich, das Schlauch- und Pumpensystem kann Reizungen verursachen oder sich verschieben, sorgfältige Vorsorge vor Entzündungen ist wichtig. Etwa alle 4–12 Wochen müssen die Pumpen mit speziellen Spritzensystemen durch die Haut nachgefüllt werden.

Probleme durch Spastik in umschriebenen Muskelgruppen bei MS können auch durch Einspritzen von Botulinumtoxin-Präparaten (»Botox®«, »Dysport®«) in den Muskel angegangen werden; dadurch werden künstliche »Lähmungen« in dem entspechenden Bereich erzeugt. Dies ist nicht für jeden Fall geeignet. Hohe Kosten der Medikamente werden durch längere Anwendungsintervalle von 2-4 Monaten ausgeglichen. Diese Therapie bedarf besonderer Anwendungsvoraussetzungen in Einrichtungen mit spezieller Erfahrung; Kombination mit anderen Behandlungsstrategien ist ratsam.

Die Anwendung von Cannabisprodukten wird immer wieder in anekdotischen Berichten als Hilfe gegen Spastik bei MS berichtet. Kontrollierte Studien mit pharmakologisch aufbereiteten Zubereitungen (z. B.

»Marinol®«, »Dronabinol®«“) existieren bisher nur in geringer Zahl und Qualität und waren wenig überzeugend. Die Effekte scheinen insgesamt nicht stärker als die der vorgenannten Behandlungsverfahren, vielleicht aber besser verträglich. Ob unterschiedliche Aufbereitungsformen (Tee, Gebäck, Zigaretten, Arzneiformen) sich in ihren Eigenschaften wesentlich unterscheiden, oder ob einzelne Patienten in einer besonderen Weise und nicht nur in Form psychoaktiver Wirkungen von Cannabisprodukten profitieren, muss bislang als unbewiesen angesehen werden.

3.2 Blasentherapie: So genannte »neurogene« Blasenstörungen, die auf Störungen des Nervensystems beruhen, sind bei MS häufig ein großes Problem für Betroffene. Manchmal wird der Urin nicht vollständig aus der Blase ausgeleert, z.B. weil die Schließmuskulatur ebenso wie die Muskeln von Becken und Bein erhöhte Spannung aufweisen, die sich dann oft erst nachts löst ... – mit der unerfreuliche Folge eines nassen Bettes. Hier können muskelentspannende Medikamente, so genannte »Spasmolytika«, helfen, auch Medikamente gegen Spastik. Andererseits kann als Nebenwirkung antispastischer Behandlung auch ein ungewolltes Harnträufeln auftreten. Eine überaktive Blasenentleerungsmuskulatur kann mit so genannten Parasympatholytika (z.B. Oxybutynin, Tolterudin, u.a.) zumindest etwas »gebremst« werden; in ganz hartnäckigen Fällen konnte man auch mit einem Hormon (Vasopressin), das die Urinproduktion der Niere hemmt, für einzelne Stunden am Tag helfen. Dass dies keine Dauerlösung sein kann, versteht sich von selbst. Häufig ist das Problem bei MS noch komplizierter: Bei einer gestörten Zusammenarbeit von Schließmuskeln und Austreibungsmuskeln der Blase kommt auf der Toilette erst fast nichts gelaufen, dafür dann aber beim Aufstehen. Hier helfen oft Medikamente wie Oxybutinin, Tamsulosin, Trospiumchlorid u.a. Auch Maßnahmen wie die saubere Entleerung der Blase mit einem Einmalkatheter haben bei Blasenstörungen der MS einen wichtigen Stellenwert.

3.3 Abnorme Ermüdbarkeit: Multiple Sklerose-Erkrankte leiden nicht selten unter z.T. stark behindernder körperlicher und kognitiver Ermüdung, so genannter »fatigue«, im Tagesverlauf. Dies betrifft im Krankheitsverlauf mehr als 50% der Patienten. Oft verschlechtert Wärme diese Beschwerden; sie können ein Hauptsymptom der Erkrankung und eine wesentliche Behinderung der Lebensqualität darstellen. Therapeutische Ansätze mit Amantadin (»PK-Merz®«, »Adekin®«, »Amantadin ratiopharm®«, u. v. a), Amidopyridinen oder Psoralen-Derivaten werden versucht, meist ist der Erfolg nur begrenzt, vor allem auch schwer nachzumessen. Metoxypsoralen (Importmedikament »Psoraderm®«) hat das Risiko von UV-Sensibilisierung mit Sonnenbrandneigung und Augenschäden; 3,4-Diamidopyridin muss vom Apotheker zubereitet werden, es gibt öfter Verträglichkeitsprobleme. Neuerdings wird auch Modafenil (»Vigil®«), ein betäubungsmittelrezeptpflichtiges Medikament gegen abnorme Tagesmüdigkeit angewendet. – Auch Kühlung des Körpers oder der Gliedmaßen durch Kühlelemente, kühle Bäder oder Klimatisierung können eine gute Hilfe sein; die amerikanische MS-Gesellschaft hat sogar Kühlwesten von Astronauten für MS-Kranke mit Erfolg versucht.

3.4 Antidepressive Therapie: Die Zeit nach der ersten Diagnosestellung kann eine Zeit des Haderns und Grübelns sein, depressive Verstimmungen quälen. Im Krankheitsverlauf können sich aber auch weitere depressive Störungen einschleichen, die unabhängig von der MS-Erkrankung die Lebensqualität belasten. Fachkundige Behandlung, wie z. B. eine psychotherapeutische Begleitung, oder auch die Verordnung antidepressiv wirkender Medikamente, sollten ohne Zögern angewendet werden. Weder eine MS noch eine Depression sollten unbehandelt verschleppt werden.

3.5 Gang- und Bewegungsunsicherheit (Ataxie): Eine krankengymnastische Behandlung kann bei einigen Formen von Ataxie sehr hilfreich sein. Wichtig ist, dass im komplizierten Zusammenspiel von Gleichgewichtsorgan, Bewegungssteuerung, Augenkontrolle und Bewegungsempfindung möglichst wenige Störungen zusammenkommen. Medikamente können hier nur begrenzt helfen. Zittern wird durch Betablocker (Mittel gegen Bluthochdruck), Benzodiazepin- oder Barbiturat-Derivate, L-Tryptophan oder Isoniazid gelegentlich gebessert. In sehr schwierigen Fällen hat man immer wieder auch an neurochirurgische Eingriffe an den entsprechenden Hirnkernen gedacht; heutzutage wird statt Ausschaltung von Hirnanteilen auch mit dünnen Hirn-Stimulationselektroden und Impulsgebern gearbeitet.

3.6 Missempfindungen und Schmerzen: Eine Trigeminusneuralgie oder auch zurückgebliebene Missempfindungen nach Schüben können sehr quälend sein. Viel besser als herkömmliche Schmerzmittel helfen hier oft Medikamente, die die Erregbarkeit der Nerven herabsetzen, wie z.B. Carbamazepin oder Gabapentin; auch Arzneimittel wie Amitryptilin, Imipramin oder Doxepin können wesentliche Erleichterung schaffen.

Was ist neu in der MS-Therapie?

Seit einigen Jahren gibt es präzisere Vorstellungen, was der MS zugrunde liegt; zumindest der Entzündungsvorgang ist gut bekannt. Und seitdem werden immer gezieltere Behandlungsstrategien entworfen und geprüft. Auch die Sorgfalt der Prüfungen, die Abgrenzung gegen Zufallsergebnisse, wird wesentlich höher angesetzt (die Arznei-Entwicklungskosten steigen damit auch). Aus der Vielzahl der untersuchten Substanzen haben sich mehrere als wirksam und am Menschen verträglich erwiesen. Berichte über neue Ansätze erscheinen fast monatlich; bis daraus dann allerdings sichere Arzneimittel geworden sind, vergehen Jahre, und die große Mehrzahl der Testsubstanzen verlässt nicht das Stadium von Versuchen – wirkungslos, gefährlich nebenwirkungsreich, nicht praxistauglich. Viele seit Jahren angepriesene Verfahren, mögen es Enzyme, Nosoden, Diäten oder andere »Geheimtips« sein, haben die »Nagelprobe« einer sorgfältigen Arzneiprüfung nach modernen Qualitätskriterien immer noch nicht absolviert – und werden dementsprechend zunehmend von Krankenkassen nicht bezahlt.

Beachtlich ist das große Engagement der Industrie. Neu sind immer detailliertere Kenntnisse über weitere Einsatzmöglichkeiten der schon vorhandenen Medikamente. Auch Medikamente wie Sildenafil (»Viagra®«), die in ganz anderem Zusammenhang bekannt geworden sind, können in speziellen Fällen bei MS hilfreich sein. Neu sind viele Kongresse und Veröffentlichungen in Internet, Fernsehen und Zeitschriften zum Thema MS. Die Krankheit findet öffentliche Beachtung – leider manchmal etwas zu sehr unter effekthaschenden, umsatzsteigernden Gesichtspunkten (»Hauptsache neu«). Dabei braucht eine lebensbegleitende Krankheit wie MS eigentlich weniger alle 2 Monate neue Strohfeuer, die rasch verlöschen, sondern verlässliche Strategien auf Dauer.

Neu sind Stellungnahmen der Nationalen MS-Gesellschaft der USA (NMSS) und die Konsensus-Papiere deutschsprachiger MS-Spezialisten zum Einsatz und zur Auswahl von MS-Medikamenten und symptomatischen Therapien. Darin werden sehr klare Richtlinien für den Beginn einer vorbeugenden MS-Behandlung und die z. Z. sinnvollen Medikamente genannt, und erprobte Behandlungsformen für verschiedene Folgebeschwerden wie Spastik, Ermüdbarkeit, Blasenstörung kritisch bewertet. Die Technik der Kernspintomographie mit Kontrastmittel zeigt »Aktivität« auch in »stumm« erscheinenden Krankheitsphasen, dies offensichtlich auch in stärkerem Maße als bisher angenommen bei so genannten »sekundär-progredienten« MS-Formen. Daher verwundert es nicht so sehr, dass Medikamente zur Schubvorbeugung wie das Betainterferon 1b auch bei diesen Formen Erfolge haben.

Nicht neu: Immer noch nicht gibt es für alle MS-Patienten geeignete Mittel. Leider auch nicht neu: Unbewiesene, para-medizinische, auch unseriöse Angebote, meist gegen private Zuzahlung, die eben doch vorgeben, genau das zu bieten.

Wer führt Behandlungen durch?

Alle Medikamentenverschreibungen und auch die jeweils individuellen Dosierungen sollten durch einen Arzt erfolgen, bevorzugt eine Fachärztin bzw. einen Facharzt für Neurologie oder Nervenheilkunde. Auch werden an vielen Stellen Studien zur MS-Behandlung mit Medikamentenzubereitungen durchgeführt, deren Effekte erst noch bewiesen werden müssen. Nicht jeder Arzt wird jedem Patienten jedes Mittel verschreiben – aus gutem Grund. Nicht zuletzt sollte man das akzeptieren, wenn es sich um wenig erprobte, vielleicht gar riskante Therapieformen handelt, mit denen nicht überall Erfahrung besteht. MS hat eine fast normale Lebenserwartung – daran muss sich auch jede Behandlung orientieren, eine gute MS-Therapie sollte nebenwirkungsoptimiert sein.

Was bringt die Zukunft? Ein wenig Zukunftsmusik.

Sehr viel Aufmerksamkeit wird der Frage geschenkt, ob bereits mit den vorhandenen Medikamenten bei frühem Therapiebeginn der Verlauf der Erkrankung insgesamt verändert werden kann – umso mehr, wenn es gelingt, Menschen mit besonders gutem bzw. besonders schlechtem Ansprechen auf eine gewählte Behandlungsform schon früh zu identifizieren und entsprechend weiterzubehandeln. Verbesserte Verabreichungsformen und weniger Nebenwirkungen sind weitere Entwicklungsziele. Neue Substanzen (z. B. Immunglobuline) werden hinzukommen – allerdings nicht in der Menge und Geschwindigkeit, in der in Presse und Medien neue Ansätze vorgestellt werden. Ansatzpunkte für kausal gerichtete Therapieverfahren sind auf mehreren Ebenen des Erkrankungsprozesses vorstellbar. So ist die globale oder spezifische Inaktivierung der beteiligten Entzündungs- und Fresszellen Ziel mehrerer therapeutischer Ansätze mit Zytostatika, Immunmodulatoren oder – noch experimentell – Antikörpern. »Zell-Impfungen« stellen ein interessantes Konzept dar, dessen Umsetzung in die klinische Praxis allerdings noch im Versuchsstadium ist. – Effekte von Überträgerstoffen wie den Zytokinen TGF-b oder IL-10 bzw. Zytokinhemmstoffen werden untersucht. – Angesichts der zentralen Rolle des »trimolekularen Komplexes« (s. o.) richten sich Hoffnungen auf die Blockade dieser Schlüsselstelle durch »falsche« Bindungspartner (englisch »altered peptides«). – Der Austausch der gesamten körpereigenen Blutzellen durch Knochenmarks-Stammzelltransplantation ist ein z. Z. noch recht verwegener Ansatz zur Therapie – die Sterblichkeit liegt bei etwa 5 %, erste Rückfälle nach dem Eingriff sind bekannt geworden. – Man hofft, durch Wachstumsfaktoren oder auch operative Übertragung von Myelinhüllen-produzierenden Zellen die Selbstheilungsfähigkeit des Körpers verbessern zu können. Noch gibt es kein verfügbares Behandlungsprogramm, das Erfolge bei diesem Versuch am Menschen nachweisen kann und für die MS-Behandlung verfügbar ist.

Wichtig wird sein, auch in der Zukunft sehr aufmerksam und sorgfältig laufende Behandlungen bei MS-Erkrankten und ebenso Ergebnisse von Arzneiprüfungen zu verfolgen, um weitere gesicherte Kenntnisse für die Therapie im Einzelfall zu gewinnen. Gute Orientierungshilfen sind die regelmäßigen aktuellen Veröffentlichungen der deutschsprachigen wie auch der internationalen MS-Gesellschaften, die viel rascher als z. B. das vorliegende Buch neu erscheinen können. Die Medikamenten-Therapien bei MS sind in steter Entwicklung begriffen – eine durchaus hoffnungsvolle Aussicht für die Zukunft.

Einige psychologische Aspekte rund um die Diagnose Multiple Sklerose

Heike Meißner

Heike Meißner haben wir während unseres gemeinsamen Aufenthalts im Quellenhof, der Neurologischen Rehablitationsklinik in Bad Wildbad im Frühjahr 1998 kennen gelernt. Wir hatten sie beide als Psychologin und waren von ihrer einfühlsamen Art begeistert und brachten ihr viel Vertrauen entgegen.

Die Mitteilung der Diagnose Multiple Sklerose stellt für die Betroffenen einen fundamentalen Einschnitt in ihr bisheriges Leben dar. Plötzlich muss die ganze Lebensplanung neu überdacht, Ziele modifiziert, vielleicht sogar aufgegeben werden. Warum gerade ich? Werde ich irgendwann einen Rollstuhl benötigen? Wie wird mein Partner/meine Partnerin reagieren? Kann ich meinen Kinderwunsch realisieren? Was werden die Nachbarn denken? Bin ich behindert? Wie lange kann ich noch arbeiten? Bin ich noch attraktiv? Zahlreiche Fragen drängen sich ins Bewusstsein.

In der Auseinandersetzung mit diesen Themen lassen sich aus therapeutischer Sicht verschiedene Phasen und Bewältigungsstrategien differenzieren. Die wichtigsten sind dabei:

- Verleugnen
- Schonung; Vermeidung von Anstrengungen, bestimmten Stresssituationen, Auseinandersetzungen, Kontakten, um sich vor einem neuen Schub zu schützen
- Kampf; Beschwerden und Symptome werden mit allen Mitteln bekämpft, teilweise bis weit über die Grenzen der Belastbarkeit hinaus
- Auseinandersetzung mit den eigenen Möglichkeiten, Suchen nach Lösungen. Die Erkrankung wird als ein Teil des Lebens betrachtet

Die Übergänge zwischen diesen Phasen sind fließend, häufig kommt es zu Wechseln zwischen den einzelnen Bewältigungsstrategien. Dabei sind je nach Persönlichkeit und aktueller Lebenssituation verschiedene Strategien unterschiedlich hilfreich bzw. bergen unterschiedliche Risiken. Insbesondere der Versuch, durch Schonung den weiteren Verlauf der Erkrankung positiv zu beeinflussen, kann zu sozialem Rückzug und letztendlich zur Vereinsamung führen. Man nimmt nicht mehr an Aktivitäten teil, zieht sich zurück, denkt vielleicht an Beendigung der Berufstätigkeit usw. Alle diese Verhaltensweisen bedeuten gleichzeitig die Aufgabe wichtiger Kontakte, Strukturen im Tagesablauf fallen weg, positive Erlebnisse reduzieren sich – die Krankheit rückt ins Zentrum der Aufmerksamkeit, wird zum Lebensmittelpunkt.

Während in der Phase der Verleugnung notwendige therapeutische Maßnahmen unter Umständen unterlassen werden, kann in der Phase des Kampfes leicht eine Überforderungssituation entstehen, die sich auch unmittelbar auf das soziale Umfeld auswirkt. Insbesondere dann, wenn Hilfsangebote vehement abgelehnt werden oder der eigene Körper mit seiner Behinderung abgelehnt wird. Angehörige und Freunde stehen dem Geschehen vielleicht hilflos gegenüber. Einerseits sind sie ebenfalls betroffen, möchten dem Erkrankten ihre Unterstützung anbieten, wissen aber nicht wie und in welchem Umfang. Für Außenstehende ist es nur schwer nachvollziehbar, dass Befindlichkeiten von Tag zu Tag oder auch während eines Tages stark wechseln können. Was gestern noch Probleme bereitete, kann heute gut bewältigt werden, was morgens noch durchführbar war, wird nachmittags zum unüberwindbaren Hindernis. Da jedoch in unserer Leistungsgesellschaft viele Menschen Probleme damit haben, Bedürfnisse zu formulieren oder um Hilfe zu bitten, verstummen die Betroffenen vielfach. Dadurch entstehen innerhalb von Familien und Beziehungen chronische Konflikte, die im schlimmsten Fall zu einem Auseinanderbrechen der Strukturen führen. Die Ursachen dafür sind z. B., dass Angehörige sich abgelehnt und ausgeschlossen fühlen oder mit einem stark schützendem, überbehütendem Verhalten reagieren. Diesem Verhalten wissen die chronisch Kranken oft nicht anders als mit zum Teil heftiger Abwehr zu begegnen, wenn das Maß voll ist, was in der Regel den Konflikt noch verschärft. Mit anderen Worten: Viele intrafamiliäre Schwierigkeiten oder Probleme im sozialen Kontakt sind letztendlich die bedauerliche Folge von Missverständnissen oder fehlender Kommunikation. In der Therapie wird diesem Aspekt deshalb ein hoher Stellenwert eingeräumt. In Einzel- und Paargesprächen werden Kommunikationsstile analysiert und hilfreiche Gesprächsstile eingeübt. Dabei ist zu beachten:

- Sprechen Sie offen über ihre Bedürfnisse, Wünsche und Probleme. Ihr Partner ist schließlich kein Hellseher; auch wenn es gelegentlich ganz angenehm wäre.
- Vermeiden Sie Vorwürfe und Formulierungen wie »immer machst du, nie kümmerst du dich, du verstehst mich einfach nicht«. Nach so einer Verallgemeinerung und pauschalen Abwertung vergeht auch dem geduldigsten und verständnisvollsten Menschen die Lust auf weitere Gespräche.
- Sprechen Sie in der Ichform. Vage Aussagen wie »man könnte ja mal wieder ins Kino gehen« werden nicht immer als Aufforderung oder Wunsch verstanden.
- Bitten Sie um Hilfe, wenn Sie diese benötigen. Die meisten Angehörigen sind froh, helfen zu können. Es ist wesentlich anstrengender, die Wünsche und Bedürfnisse des Gegenübers erahnen zu wollen.
- Haben Sie keine Angst davor abgelehnt zu werden, wenn Sie einen Wunsch zurückweisen. So wird beispielsweise ein guter Freund oder eine gute Freundin, die sich zu einem Besuch angekündigt hat, Verständnis für ihre Absage haben, wenn Sie zu erschöpft oder zu beschäftigt sind. Bieten Sie ihm/ihr stattdessen einen Ersatztermin an; werden Sie aktiv.
- Signalisieren Sie Ihrem Umfeld, dass Sie für Fragen offen sind. Betretenes Schweigen ist selten hilfreich und verstärkt bestehende Unsicherheiten zusätzlich.

Je besser es den Betroffenen gelingt, diese Regeln zu beherzigen, desto mehr Unterstützung und Hilfe können sie von ihrer Umgebung erfahren. Eine chronische Krankheit trifft nicht nur den Patienten, das gesamte Umfeld ist betroffen, muss Pläne ändern, nach Wegen aus der Krise suchen. Dabei können alle Beteiligten jede Unterstützung gebrauchen, die sie erhalten können. Die Familie als Team hat dabei die größten Chancen, einen Lebensstil zu finden, der ein möglichst normales Leben erlaubt. Es geht darum, ein Leben mit der Erkrankung und nicht für die Erkrankung zu führen.

Multiple Sklerose und Sport

Wolfgang Henkel

Diplomsportlehrer Wolfgang Henkel arbeitet seit 1983 als Gymnasiallehrer für Sport, Religion und Geschichte am Gymnasium Schloss Wittgenstein und als leitender Sportlehrer für die Sporttherapie der Schlossberg-Klinik in Bad Laasphe mit den Schwerpunkten Rollstuhlsport und -gebrauchsschulung, Situatives Training mit MS-Patienten, Hilfsmittelversorgung, Rollstuhlanpassung und Schwimmsport. Bei meinem Aufenthalt im Jahr 2000 dort konnte ich ihn überreden, über den Rollstuhlsport und das Rollitraining mit MS-Patienten zu berichten. Besonders die lockere Art im Umgang mit Behinderung und sein Optimismus »Du schaffst das!«, machen ihn mir sympathisch.

Diagnose Multiple Sklerose: Ende aller sportlichen Aktivitäten? Diese These hatte für lange Zeit Gültigkeit, unter anderem aus Angst, den weiteren Krankheitsverlauf negativ zu beeinflussen. Diese Auffassung ist von Fachleuten revidiert worden. Individuell angepasste Sportprogramme sind durchaus auch für MS-Patienten zu empfehlen. Bewegungs-, Koordinations- und Ausdauertraining sind wertvolle Ergänzungen anderer therapeutischer Maßnahmen.

Geeignete Sportarten sind Wandern, Schwimmen, aber auch Mannschaftssportarten wie Volleyball oder Basketball sowie Spiele zur Bewegungsharmonisierung. Sportmediziner und Sportpädagogen raten auch zur Reit(Hippo)-Therapie. Hier kann der Patient seinen Gleichgewichtssinn trainieren, die Rückenmuskulatur kräftigen und Spastiken entgegenwirken.

Eines ist aber wichtig: Der Körper sollte zwar gefordert, eine Überlastung jedoch vermieden werden, um nicht die Auslösung eines Schubes zu riskieren.

Die sportliche Belastung sollte sich immer an der individuellen Ermüdbarkeit und den persönlichen Bedürfnissen des Patienten messen lassen. Anspannungs- und Entspannungsphasen sollten individuell beachtet werden.

Sportverbot sollte bei Infektionen und schwülwarmem Wetter ausgesprochen werden. Trotzdem sollte der MS-Kranke zu sportlichem Tun aktiviert werden. Ein Beispiel dafür ist das Mobilitätstraining für MS-Patienten in der Schlossberg-Klinik Wittgenstein in Bad Laasphe.

Integratives Modell einer Sporttherapie
Die vielfältigen organischen, persönlichen und umweltspezifischen Bedingungen, die mit einer Behinderung, einer drohenden Behinderung oder einer chronischen Erkrankung einhergehen, erfordern eine multidimensionale Indikationsstellung mittels fach-, methoden-, und organisationsspezifischer interdisziplinärer Zusammenarbeit. Diesen Aspekten wird in der Schlossberg-KlinikWittgenstein in Bad Laasphe, einer Fachklinik für MS- und Parkinson-Kranke, Rechnung getragen. Die Klinik setzt auf die Möglichkeiten der Sporttherapie.

Zielsetzung der Sporttherapie ist es, Schwächen, Einschränkungen, Störungen und Beeinträchtigungen körperlicher, psychischer und sozialer Funktionen zu verhindern, zu verringern oder zu lindern, Kompetenzen aufzubauen, zu stützen oder zu verbessern und Bewältigungsstrategien zu vermitteln. Ebenso geht es darum bewegungs-, spiel- und sportspezifische Fähigkeiten und Fertigkeiten zu entwickeln und zu fördern. Darüber hinaus gilt es Bewegung, Spiel und Sport als Gegenstand personaler Lebensqualität zu vermitteln und zu sichern.

Die Mitverpflichtung sozialer und gesellschaftlicher Institutionen, die Einbeziehung des Partners, der Familie sowie die Sicherung der Maßnahmen soll neben weitergehenden Schritten zur Veränderung des psychosozialen bzw. gesellschaftlich-kulturellen Umfeldes dabei ebenfalls ins Auge gefasst werden. Grundpfeiler der Therapie finden sich bis zum heutigen Tag im Rollstuhlsport, dem Schwimmtraining sowie geselligen sportlichen Aktivitäten.

Da der Grad der Erkrankung nur schwer eindeutig zu definieren ist, bedarf es einer sorgfältigen differenzierten Diagnose. So wird in Abstimmung mit dem behandelnden Arzt nach der Eingangsuntersuchung festgelegt, was mit der Sporttherapie im Einzelfall erreichbar ist. Im Umgang mit Rollstühlen wird das situative Training groß geschrieben (Kippen, Bordstein- und Rampentraining). Bewegungsmuster werden eingeübt, sowie Fahr- und Verhaltenstechniken im Einzel- oder Gruppentraining vertieft. Die Auswahl der anzuwendenden Methoden, Techniken und Inhalte ist von den angestrebten Veränderungs- und Bewältigungsprozessen abhängig.

Sport im Rollstuhl wie Volleyball, Tanzen, Handball, Basketball, Bogenschießen oder Gymnastik dient der Schulung der Bewegungskoordination, wobei gezielt der Einsatz erhaltener Funktionen sowie neue Bewegungs- und Haltungsmuster erlernt werden sollen. Über eine Videoanalyse erörtern Therapeut und Patient Fehler und Haltungskorrekturen. Dabei ist festzustellen, dass der Patient häufig seinen positiven wie negativen Möglichkeiten in der Analyse überrascht gegenübersteht.

Die energetisch-konditionellen Funktionen werden unter Berücksichtigung trainingswissenschaftlicher Prinzipien beim Schwimmtraining geschult. Hierbei kommen unterschiedliche Hilfsmittel zur Kompensierung von Handicaps und zur Stabilisierung der Bewegungskoordination zum Einsatz. Eine spezifische Atemtechnik steht dabei ebenso wie das Erlernen ungewöhnlicher Schwimmtechniken im Mittelpunkt.

Geselligkeit und spielspezifische Inhalte werden beim Kegelsport groß geschrieben. Eine den unterschiedlichen Behinderungsformen angepasste Kegelrampe verhindert einengende Verhaltensmuster und hilft spielerisch das Selbstwertgefühl zu steigern.

Es gilt der Grundgedanke, die individuellen psychosozialen Bewältigungsprozesse zu fördern, drohenden Entwicklungsdefiziten entgegenzuarbeiten oder eine bereits bestehende Lebensgestaltung zu fördern. Dies steht in Verbindung mit der Bewältigung der Behinderung, dem »Sich-zurechtfinden« mit der neuen Situation und der Akzeptanz der verbliebenenMöglichkeiten. Einflussnahme auf die Kommunikation und soziale Interaktion nicht nur der Betroffenen bringt zudem das seit 1989 laufende Schulprojekt »Miteinander – Füreinander«: SchülerInnen ab der 9. Klasse des Gymnasiums Schloss Wittgenstein hospitieren an der Klinik und lernen im Schulunterricht Sporttherapie, Rollstuhltraining und Klinikalltag kennen. Diese Erfahrungen beeinflussen nachweislich über den Informationsaustausch hinaus die Kommunikation und das soziale Handeln der SchülerInnen und der Patienten positiv.

Darüber hinaus berät die Schlossbergklinik die Deutsche Multiple Sklerose Gesellschaft (DMSG), steht im Erfahrungsaustausch mit Therapeuten, arbeitet mit der Phillips-Universität Marburg zusammen und berät Krankenkassen bei der Auswahl von Hilfsmitteln. Patienten können in einer Testphase den für sie geeigneten Rollstuhl finden.

Schulprojekt »Miteinander – Füreinander«: Ein integratives Modell
Das schon angesprochene Schulprojekt »Miteinander – Füreinander« verfolgt die Zielsetzung, den SchülerInnen ein besseres Verständnis im Umgang mit behinderten Menschen zu vermitteln und soziales Lernen zu fördern. Vorurteile sollen abgebaut, Toleranz und Akzeptanz gestärkt werden. Eine spezielle Werteerziehung im Unterricht ergänzt das Programm. Verständnis gegenüber Behinderten ist erlernbar, wenn die Probleme der Behinderten erlebt werden.

Das Projekt ist fester Bestandteil des Schulprogramms und ist vernetzt mit anderen Aktivitäten wie etwa einem »Gesundheitstag« oder der »Drogenprophylaxe«. Aufgrund des Erfolges des Programms ist die Hospitation der SchülerInnen der 9. Klasse inzwischen verbindlich im Lehrplan festgelegt.

Sportunterricht und außerunterrichtliche Aktivitäten
Neben dem traditionellen Sportunterricht wurde vor einigen Jahren eine Rollstuhlsport-AG ins Leben gerufen. Hier treffen sich etwa 36 SchülerInnen ein- bis zweimal in der Woche, um nach dem Unterricht Rollstuhlgebrauchsschulung, Rollstuhlsport, Rollstuhlbasketball, -badminton und -handball zu spielen. Mit dabei sind MS-Patienten aus der Schlossberg-Klinik. In einer vierwöchigen schulinternen Vorbereitung lernen die SchülerInnen einiges über den Rollstuhlsport und über eine dem Krankheitsbild Multiple Sklerose angemessene Sporttherapie. Es werden Patiententurniere und Turniere mit SchülerInnenmannschaften veranstaltet. Auf dieseWeise wird soziales Lernen praktiziert. Sportfeste und Begegnungen mit Gehandicapten und Nichtgehandicapten während der Projektwochen runden das Bild ab. Was im Lehrplan trocken erscheint, ist ein Projekt, das niemanden emotional unberührt lässt – weder SchülerInnen noch Erkrankte.

Der Sportunterricht leistet einen wichtigen Beitrag zur Akzeptanz- und Toleranzstärkung mit positiver Resonanz. Inzwischen melden sich immer mehr SchülerInnen, die angeregt durch den Sportunterricht und die AG-Aktivitäten gemeinsam mit Behinderten Sport treiben oder ihre Freizeit gestalten möchten, z. B. auch im Rahmen von Seminarveranstaltungen der DMSG.

Das Projekt arbeitet mit der DMSG auf Bundes- und Landesebene in den Bereichen »Sporttherapie und MS« sowie »Rollstuhlsport« zusammen. In Planung ist zudem eine engere Kooperation mit der Phillips-Universität Marburg in den Fachbereichen Erziehungs- und Sportwissenschaften sowie Sportmotologie. Darüber hinaus gibt es Überlegungen für SchülerInnen der Sekundarstufe II Betriebspraktika und Universitätshospitationen im Bereich Soziales zu ermöglichen. Gemeinsam mit der Stadt Laasphe wird ein Behindertenführer konzipiert.

Mehrmals berichtete schon das Fernsehen über die »Schule das Jahres« aus dem Jahr 1997. Weitere Auszeichnungen folgten wie etwa der mit 10.000 Mark dotierte Preis der gemeinnützigen Hertiestiftung 1999 und die Möglichkeit als »EXPO-Schule 2000« das Projekt auf der Expo in Hannover einem breiten Publikumvorstellen zu können.

Kranke und Gesunde sind mit großer Begeisterung und Engagement bei der Sache. Der Sport wird so zum integralen Bestandteil der Lebensqualität der MS-Patienten. Alle Beteiligten lernen viel voneinander. Viele Freundschaften sind in den letzten Jahren geknüpft worden, viele Kontakte zu Organisationen und Verbänden, wie zu den Behindertensportverbänden in Triptis /Thüringen, Dinslaken, Kassel und Tamsworth/ England entstanden.

Literatur

Zum Thema Multiple Sklerose gibt es eine Fülle von Literatur, die Deutsche Bibliothek listet etwa 300 deutschsprachige Publikationen unter dem Stichwort Multiple Sklerose. Wir geben hier lediglich ein kleine Auswahl an Titeln, die wir kennen und für wichtig erachten. Für Leserinnen und Leser in Zeitnot empfehlen wir Bücher, die man unbedingt lesen sollte, um einen kurzen Überblick zu bekommen. Wer mehr Muße hat, kann sich an den Empfehlungen zweiten und dritten Ranges orientieren.

Von Medizinern für Laien

Unbedingt lesen:

Günter Krämer, Roland Besser (1997). Multiple Sklerose: Antworten auf die häufigsten Fragen; hilfreiche Erstinformationen für Betroffene und Interessierte. Stuttgart : TRIAS-Verlag, ISBN 3-89373-385-X

Kann man lesen:

Helmut J. Bauer, Dietmar Seidel (1996). MS-Ratgeber: praktische Probleme der Multiplen Sklerose. Stuttgart, Jena, New York: G. Fischer, ISBN 3-437-00847-1

Veronica Carstens (1988). Die Bedeutung der Naturheilverfahren für die Therapie der Multiplen Sklerose. Schriftenreihe Natur und Medizin. Bonn: Natur und Medizin, ISBN 3-499-19759-6

Louis J. Rosner/Shelley Ross (1996). Multiple Sklerose. Neue Hoffnung für Menschen mit MS. Reinbek: Rowohlt Verlag, ISDN 3-499-19759-6

Weihe, Wolfgang (2003). Multiple Sklerose. Eine Einführung. Bad Zwesten: Carl-Gustav-Carus-Verlag, ISBN 3-933378-00-1
Sehr gründlich

Muss man nicht sofort lesen:

William A. Sibley (1996). Therapien der Multiplen Sklerose; herausgegeben von der Schweizerischen Multiple Sklerose Gesellschaft (SMSG) in Zusammenarbeit mit der Deutschen-Multiple-Sklerose-Gesellschaft. Zürich: Schweizerische Multiple Sklerose Gesellschaft (Schriftenreihe SMSG Nr. 4), ISBN 3-908104-10-6

Ratgeber und Erfahrungsberichte, die ermutigen, nicht nur über MS

Jean-Dominique Bauby (1968). Schmetterling und Taucherglocke. München: DTV, ISBN 3-423-12565-9
Erlebnisbericht über ein Leben mit dem Locked-in-Syndrom, zum Mut machen.

Alexander Burnfield (1988). Multiple Sklerose: ein Erfahrungsbericht; Übersetzt und bearbeitet von Sigrid Arnade. Stuttgart, New York: Fischer, ISBN 3-437-00535-9
Burnfield, ein an MS erkrankter Arzt berichtet.

Judy Graham (1983). Multiple Sklerose – und doch nicht verzweifeln: erprobte Anleitungen zur Selbsthilfe für Erkrankte, ihre Familien, Freunde und Helfer; Freiburg im Breisgau: Bauer.
Vergriffen, nur noch antiquarisch erhältlich

Bernie Siegel (1998). Prognose Hoffnung: Liebe, Medizin und Wunder. Düsseldorf, München: Econ-und List-Taschenbuch-Verlag, ISBN 3-612-26082-0
Der Arzt Bernie Siegel berichtet über seine Erfahrungen.

Kann man lesen:

Joachim Abart (1995). Mein Weg aus der Multiplen Sklerose: Erfahrungen mit Therapien, die helfen können. Freiburg im Breisgau, Basel, Wien: Herder, ISBN 3-451-04432-3
Darstellung Alternativer Therapieformen.

Barbara Kamprad (1993). Die Krankheit mit den vielen Gesichtern – Multiple Sklerose. Zürich: Kreuz-Verlag, ISBN 3-268-00103-3
Zwölf Porträts von Betroffenen.

Erika Kitter (1994) ... und dann nahm ich mir heraus zu leben: 25 Jahre Multiple Sklerose; ein Über-Lebens-Bericht. Stuttgart: Radius-Verlag, ISBN 3-87173-000-9

Muss man nicht sofort lesen:

Christine Wagener-Thiele (1995). Natürliche MS-Therapien: sanfte und wirksame Behandlung von Multipler Sklerose. Düsseldorf: ECON-Taschenbuch-Verlag, ISBN 3-612-20513-7

Fremdenverkehrs-Marketing-GmbH [Hrsg.] (1986). Handicapped-Reisen: Urlaubsführer für Behinderte. Bonn: Fremdenverkehrs-Marketing-GmbH, ISBN 3-926191-14-7
Reisetipps und Urlaubsangebote für Rollstuhlfahrer und Behinderte.

Belletristik

Brigitte Blobel (1998). Traumschritte. Zürich: Unionsverlag, ISBN 3-7260-0435-1
Thema ist der Beginn der Erkrankung bei einer sechzehnjährigen Schülerin.

Traude Engelmann (1996). Kraft für ein Lächeln. Halle: Mitteldeutscher Verlag, ISBN 3-354-00886-5
Junge MS-Mutter und ihre Eheprobleme, sehr tragisch.

Adressen

Deutsche-Multiple-Sklerose-
Gesellschaft Bundesverband e.V.
(DMSG)
Vahrenwalder Str. 205-207
30165 Hannover
Tel. 0511-96 83 40
Fax: 0511-968 34 50
E-Mail: dmsg@dmsg.de
Internet: www.dmsg.de

M.S.K. e.V. Bundesverband
Initiative Selbsthilfe
Multiple Sklerose Kranker
Geschäftsstelle Schelmengrubweg
29 69198 Schriesheim
Tel./Fax: 06203-658 31
E-Mail:
MSKeV.Dittmann@t-online.de
Internet:
www.multiple-sklerose-e-v.de

Österreichische Multiple Sklerose
Gesellschaft
Dachverband
Währinger Gürtel 18-20
A-1090 Wien
Tel.: 0043-1-404 00 31 21
Fax: 0043-1-404 00 31 41
E-Mail: office@ms-ges.or.at
Internet: www.ms-ges.or.at

Schweizerische Multiple Sklerose
Gesellschaft
Hauptsitz
Brinerstr. 1
Postfach CH
8036 Zürich
Tel.: 041-1-466 69 99
Fax: 041-1-466 69 90
E-Mail: info@multiplesklerose.ch

Société suisse de la sclérose
en plaque
Secrétariat romand
Rue des Poudrières 137
CH-2006 Neuchâtel 6
Tel.: 041-32-730 64 30
Fax: 041-32-730 64 70

SM Antenna Svizzera italiana
Largo Olgiati 73
Casella Postaler 572
CH-6512 Giubasco
Tel.: 041-91-850 05 47
Fax: 041-91-850 98 59

Die Autorinnen

Pia-Maria Lürssen, geb. Sessler, Jahrgang 1944, verheiratet mit einem Biologen, arbeitete bis zur Geburt der ersten Tochter als technische Assistentin für chemisch-biologische Laboratorien an verschiedenen Universitäten und Forschungsinstituten. 1975 erfuhr sie nach der Geburt ihrer zweiten Tochter von ihrer MS-Erkrankung. 1986 begründete sie die MS-Selbsthilfegruppe der Deutschen Multiple Sklerose Gesellschaft in Bergisch Gladbach mit. Danach war sie kurzfristig Sprecherin der Gruppe. Heute ist sie ehrenamtliche Mitarbeiterin des Kontaktkreises, leitet eine Neubetroffenen-Gesprächsrunde und hat an zahlreichen Seminaren der DMSG teilgenommen. Durch die Ausbildung zur Betroffenenberaterin (1990), als Mitglied der Radiowerkstatt Nordrhein-Westfalen und als stellvertretende Vorsitzende des Beirats der Kontaktkreise in Nordrhein-Westfalen hat sie in Begegnungen und Gesprächen mit MS-Patienten jeden Alters und Behinderungsgrades deren Frustration erfahren.

Christiane Ruscheweih, geboren 1962 in Herne, bekam mit 20 Jahren die ersten Symptome einer Multiplen Sklerose. Damals, sie war in der Ausbildung zur Krankengymnastin in Dortmund und Bochum, fanden zwar die notwendigen Untersuchungen statt, aber die definitive Diagnose teilte man ihr trotz wiederholter Fragen erst 1988 während eines Krankenhausaufenthaltes mit. Nach Abschluss ihrer Ausbildung trat sie ihr Anerkennungsjahr im Evangelischen Krankenhaus in Herne an. 1987 zog sie nach Niedersachsen, kehrte aber nach einem Jahr wieder nach Herne zurück. Seit dieser Zeit arbeitet sie halbtags als Krankengymnastin im dortigen Krankenhaus.

Danksagung

Unser Dank gilt allen, die den Mut hatten ihre ganz private Meinung, ihr Schicksal und ihre Erfahrung hier zu veröffentlichen. Ohne diese Beiträge hätte dieses Buch nicht zustande kommen können. Allen Freunden, Bekannten und Verwandten sei herzlich für ihr Verständnis, ihre Geduld und ihren Zuspruch gedankt. Pias Familie, besonders ihrer Mutter, Ulla und Kathrin danken wir für unermüdliches Korrekturlesen. Auch Klaus sei gedankt für die Bändigung Pias Computers. Christianes Eltern, besonders ihrem Vater, danken wir dafür, dass er ihre Korrespondenz immer zur Post gebracht und sie mit Ratschlägen versorgt hat. Gerd für das erste ganz private Lektorat und natürlich Peter, der Christiane mit einem Computer vertraut gemacht hat und ihr mit seiner Hotline immer zur Verfügung stand. Peter Koch sei Dank für seine Hilfe bei der Suche nach Sponsoren für dieses Buch. Last but not least sind wir unserem Lektor, Dr. Gottfried Oy, zu Dank verpflichtet, der unser Manuskript gestrafft und von Wiederholungen befreit hat.

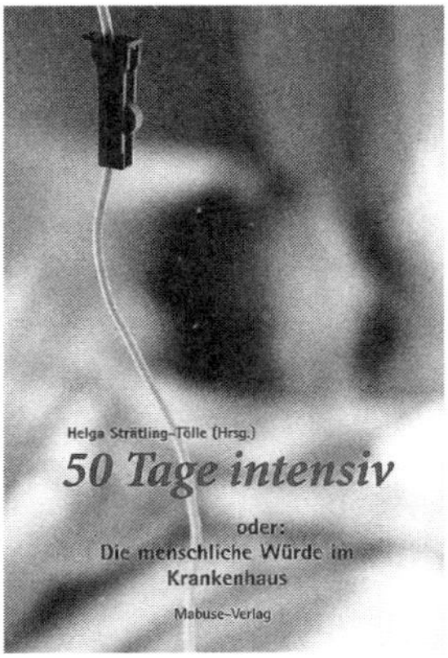

Helga Strätling-Tölle (Hrsg.)

Fünfzig Tage intensiv

oder: Die menschliche Würde im Krankenhaus

192 Seiten, franz. Broschur
ISBN 3-933050-53-7
15,90 €; 29 SFr

In diesem Buch werden die Erfahrungen einer Frau geschildert, deren Mann aufgrund einer Atemwegserkrankung fünfzig Tage auf der Intensivstation verbracht hat. Ergänzt wird ihr eindrucksvoller, bewegender Bericht durch die »Erinnerungen aus dem Koma«, vom Betroffenen selbst noch im Krankenhaus verfasst. Mitglieder der Akademie der Ethik in der Medizin (Göttingen) kommentieren die Texte aus verschiedenen fachlichen Perspektiven.

Helga Strätling-Tölle ist Psychotherapeutin und Schriftstellerin in Rottendorf bei Würzburg.

Hinter den Pseudonymen Teresa und Bernd Steins verbirgt sich ein Ehepaar, das eine lebensbedrohende Krankheit erlebte und miterlebte. Ereignisse und Orte wurden verfremdet, die Namen von Ärzten, Pflegenden und anderen Personen wurden verändert.

»Dies ist ein überaus eindrucksvolles Manuskript, ein menschlicher Erfahrungsbericht, von dem zu wünschen wäre, dass eine grosse Zahl von Menschen für sich daraus lernen könnte.«
Prof. Dr. Horst-Eberhard Richter

Mabuse-Verlag • Postfach 90 06 47
60446 Frankfurt a. M. • Tel.: 069-97 07 40 71 • Fax: 069-70 41 52
www.mabuse-verlag.de • verlag@mabuse-verlag.de

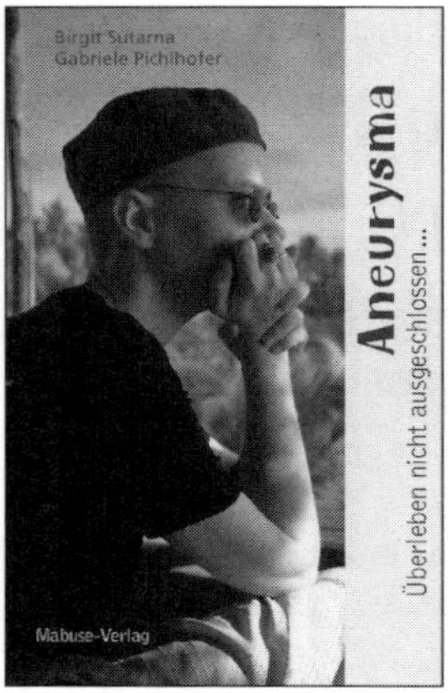

Birgit Sutarna,
Gabriele Pichlhofer

Aneurysma

Überleben nicht ausgeschlossen

176 Seiten, franz. Broschur
ISBN 3-933050-52-9
15,90 €; 29 SFr

Während eines Forschungsaufenthaltes in Indien erleidet die Ethnologin Birgit Sutarna eine lebensgefährliche Gehirnblutung. Ursache ist ein geplatztes Aneurysma (sackförmige Ausstülpung eines Blutgefäßes). Ihre Freundin kommt für zwei Monate nach Indien und begleitet sie durch Todesangst, Hoffnung und Schmerzen. In ihrem Buch schildern beide eindrücklich, wie sie diese außergewöhnliche Situation und auch die Zeit danach erlebt haben.

Birgit Sutarna, geb. 1962 in Bonn; Tanzpädagogin und Ethnologin, lebt in Berlin.

Gabriele Pichlhofer, geb. 1956 in Bad Vöslau, Österreich; Bürokauffrau und Soziologin, lebt in Berlin.

»Es fühlt sich an wie eine Explosion und ich denke, jetzt ist eine Ader in meinem Kopf geplatzt. Es ist ein noch nie gefühlter Schmerz, ein warmes Strömen oben an der Kopfdecke und es fühlt sich an wie der Tod, der mich in ein paar Minuten holen wird. Ich bin erst 37 Jahre alt. Warum hier in Indien? Ich habe nur diese beiden Gedanken, als ich sekunden- oder minutenlang auf den Tod warte.«

Mabuse-Verlag • Postfach 90 06 47
60446 Frankfurt a. M. • Tel.: 069-97 07 40 71 • Fax: 069-70 41 52
www.mabuse-verlag.de • verlag@mabuse-verlag.de

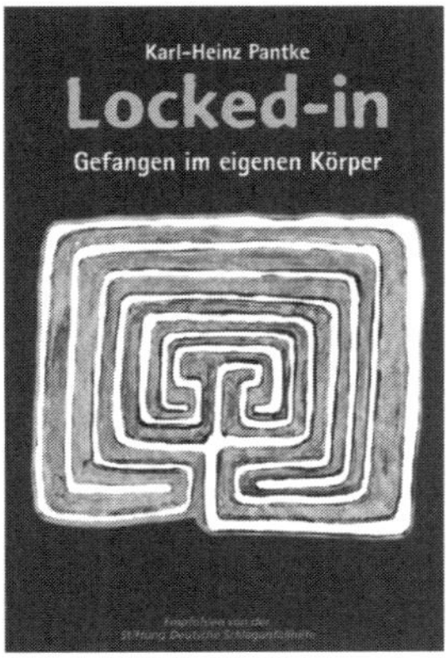

Karl-Heinz Pantke

Locked-in

Gefangen im eigenen Körper

3. Auflage, 177 Seiten, franz. Broschur
ISBN 3-933050-08-1
15,90 €; 29 SFr

Im März 1995 erleidet der 39-jährige Physiker Karl-Heinz Pantke einen Klein- und Stammhirninfarkt mit Locked-in-Syndrom, eine besonders schwere Form des Schlaganfalls, den die meisten Menschen nicht überleben. Die Erkrankung führt zu einer völligen Lähmung. Er muss künstlich ernährt und beatmet werden und kann – bei vollem Bewusstsein – lange Zeit nicht mit der Außenwelt kommunizieren.
In diesem Buch beschreibt der Betroffene anschaulich die verschiedenen Phasen seiner Erkrankung, die Behandlung und den »langen Weg zurück ins Leben.«

Dr. Karl-Heinz Pantke, geb. 1955, wohnt in Berlin. Er war bis zum Beginn seiner Erkrankung als Wissenschaftler in verschiedenen in- und ausländischen Hochschulen tätig. Sein Spezialgebiet ist die Ultrakurzzeitphysik.

»Ein wichtiges Buch, das Ärzten, Pflegekräften, Physiotherapeuten und allen Helfern stellvertretend die Anliegen unserer oft sprachlosen Patienten zu Gehör bringt.«
Zeitschrift Fortschritte der Neurologie

»Ein Buch, das Betroffenen und auch Angehörigen Mut schenken wird.«
Schlaganfall-Magazin

Mabuse-Verlag • Postfach 90 06 47
60446 Frankfurt a. M. • Tel.: 069-97 07 40 71 • Fax: 069-70 41 52
www.mabuse-verlag.de • verlag@mabuse-verlag.de

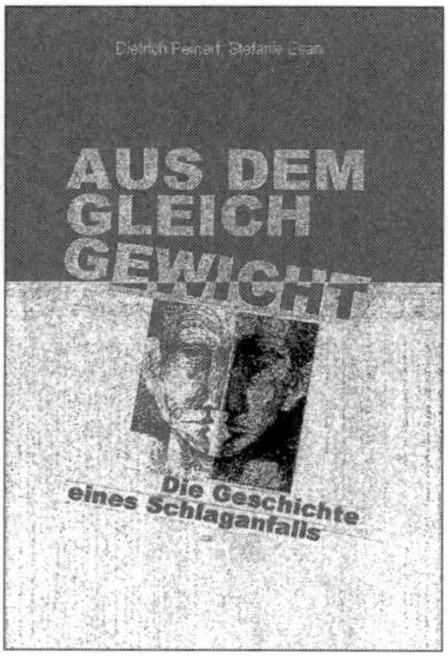

Dietrich Peinert,
Stefanie Esan

Aus dem Gleichgewicht

Die Geschichte eines Schlaganfalls

3. Auflage, 158 Seiten, Franz. Broschur
ISBN 3-929106-44-2
15,90 €; 29 SFr

Ein Erfahrungsbericht über Vorzeichen, Verlauf und Folgen eines Schlaganfalls und auch den Prozess der Rehabilitation – erzählt aus der Sicht eines Betroffenen und seiner Physiotherapeutin.

Dietrich Peinert, geb. 1925. Er unterrichtete Englisch und Deutsch, lange Zeit auch im Ausland (Großbritannien, Namibia, Schweden). Er war in der Schulaufsicht eines Ministeriums und schließlich in Bonn als Leiter der Schulabteilung der Kultusministerkonferenz tätig. 1989 trat er in den Ruhestand. Er verstarb im Januar 2001.

Stefanie Esan, geb. 1968, lebt in Kiel und eröffnete 1997 eine eigene Praxis für Physiotherapie.

»Es ist nicht nur ein bewegendes, sondern auch ein lehrreiches Buch, lehrreich für jeden zum Beispiel, der sich plötzlich in die Patientenexistenz geworfen sieht.« Siegfried Lenz

»Allen Betroffenen wird dieser Erfahrungsbericht Mut geben.«
Prof. Günther Deuschl, Direktor der Klinik für Neurologie, Universität Kiel

»Dieses packend geschriebene Buch kann Pflegenden helfen, sich aus Sicht des Patienten mit dem Problembereich Schlaganfall auseinanderzusetzen.«
Forum Sozialstation

Mabuse-Verlag • Postfach 90 06 47
60446 Frankfurt a. M. • Tel.: 069-97 07 40 71 • Fax: 069-70 41 52
www.mabuse-verlag.de • verlag@mabuse-verlag.de

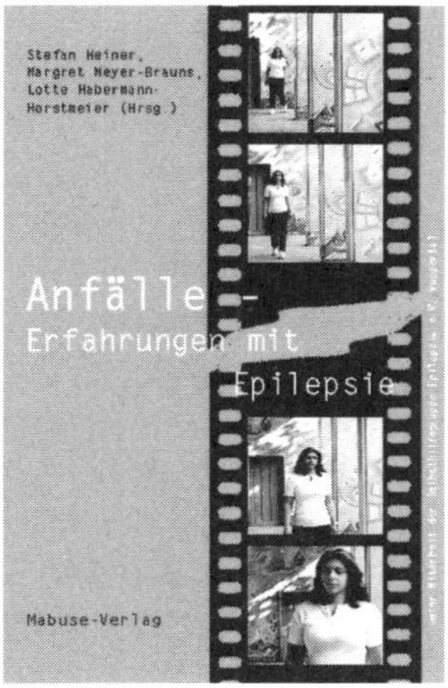

Stefan Heiner,
Lotte Habermann-Horstmeier,
Margret Meyer-Brauns (Hrsg.)

Anfälle

Erfahrungen mit Epilepsie

2. Auflage, 216 Seiten, franz. Broschur
ISBN 3-933050-22-7
15,90 €; 29 SFr

In 96 kurzen Erzählungen schildern Betroffene, Angehörige und Freunde ihre Erfahrungen mit epileptischen Anfällen. Das Buch zeigt eindrücklich, wie variantenreich sie verlaufen und wie unterschiedlich ihre Folgen sind. Es stellt damit überlieferte Anschauungen über das Krankheitsbild in Frage.

Betroffene und alle, die mit ihnen leben, sind im Gesundheitswesen zu wenig gehörte Experten. Das alltägliche Kranksein kommt selten zur Sprache. Dabei sind Auskünfte darüber gerade bei Epilepsie unersetzlich für Diagnose und Behandlung, für Bewältigung und Heilung.

Stefan Heiner, geb. 1942, hat das Informationszentrum Epilepsie in Bielefeld gegründet. Er lebt heute bei Florenz.

Lotte Habermann-Horstmeier, geb. 1959, ist Ärztin und Verlegerin in Saarbrücken (Petaurus Verlag).

Margret Meyer-Brauns, geb. 1958, ist Buchhändlerin in München und arbeitet im Landesverband Epilepsie Bayern.

Mabuse-Verlag • Postfach 90 06 47
60446 Frankfurt a. M. • Tel.: 069-97 07 40 71 • Fax: 069-70 41 52
www.mabuse-verlag.de • verlag@mabuse-verlag.de

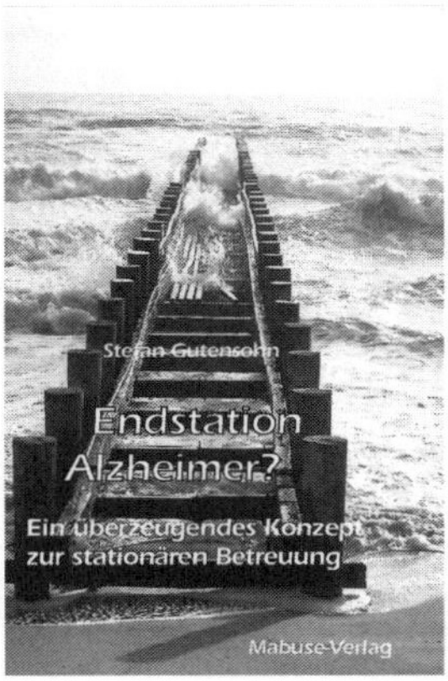

Stefan Gutensohn

Endstation Alzheimer?

Ein überzeugendes Konzept zur stationären Betreuung

128 Seiten, franz. Broschur
ISBN 3-933050-55-3
12,90 €; 23,70 SFr

In diesem Buch werden in Form eines Erfahrungsberichtes das Konzept und die Arbeit einer speziellen Wohn- und Pflegeeinrichtung zur Betreuung demenzkranker Menschen vorgestellt. Es will dazu beitragen, die Betreuung Demenzkranker zu verbessern und die Begegnungsqualität im stationären Bereich zu fördern. Es zeigt eine hoffnungsvolle Perspektive für einen würdevollen Lebensabend Betroffener.

Die praxisnahen Beiträge von Pflegenden, Angehörigen, Beratern und Auszubildenden richten sich an alle, die sich mit der Krankheit Alzheimer auseinander setzen. Das Team wurde 1997 für seine Arbeit mit dem Altenpflegepreis ausgezeichnet.

Stefan Gutensohn, geb. 1961, Altenpfleger, Projektleiter Dementenbetreuung in Luxemburg, Referent für Gerontopsychiatrie

»Das Haus ermöglicht seinen Bewohnern genau das, was ich als die größte Herausforderung der stationären Altenpflege betrachte: die würdevolle Fortsetzung des ganz normalen Alltagslebens!«
Dr. Marc Avarello, Direktor eines Luxemburger Fortbildungsinstitutes für Altenpflege und Altenarbeit

Mabuse-Verlag • Postfach 90 06 47
60446 Frankfurt a. M. • Tel.: 069-97 07 40 71 • Fax: 069-70 41 52
www.mabuse-verlag.de • verlag@mabuse-verlag.de